SUPERサイエンス

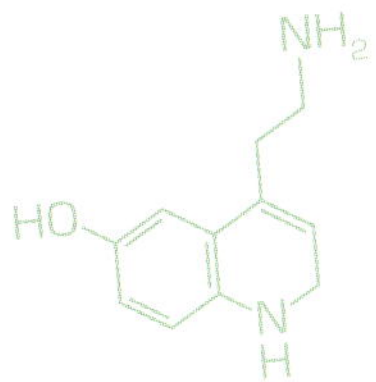


# 「毒」と「薬」の不思議な関係

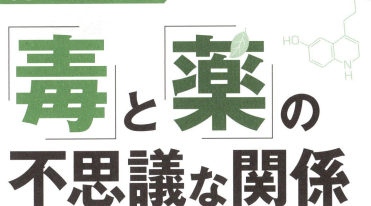

名古屋工業大学名誉教授
齋藤勝裕 Saito Katsuhiro

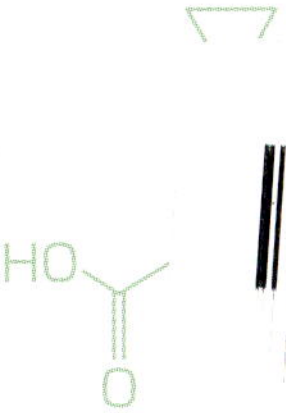




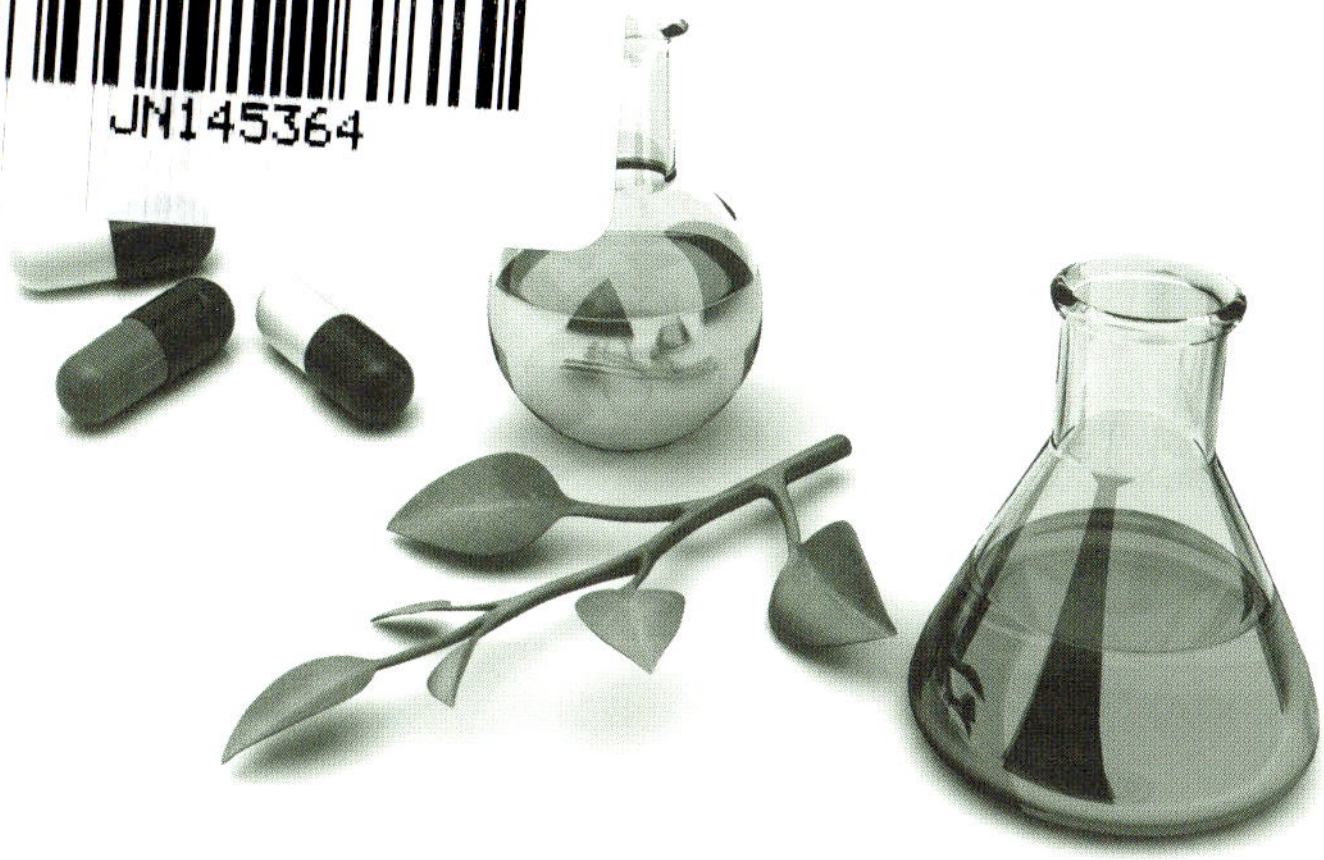

C&R研究所

■本書について

- 本書は、2017年2月時点の情報をもとに執筆しています。
- 本書に記載してある内容は、毒と薬の歴史や化学知識を知ることで家庭などで起こる事故を未然に防いだり回避することを目的としています。テロや違法行為を助長する意図はありません。また具体的な製造法に触れたり、違法行為の方法は一切記述してありません。

●本書の内容に関するお問い合わせについて

この度はC&R研究所の書籍をお買いあげいただきましてありがとうございます。本書の内容に関するお問い合わせは、「書名」「該当するページ番号」「返信先」を必ず明記の上、C&R研究所のホームページ(http://www.c-r.com/)の右上の「お問い合わせ」をクリックし、専用フォームからお送りいただくか、FAXまたは郵送で次の宛先までお送りください。お電話でのお問い合わせや本書の内容とは直接的に関係のない事柄に関するご質問にはお答えできませんので、あらかじめご了承ください。

〒950-3122　新潟市北区西名目所4083-6
株式会社C&R研究所　編集部
FAX 025-258-2801
『SUPERサイエンス「毒」と「薬」の不思議な関係』サポート係

# はじめに

「毒」と「薬」、片方は人の命を奪うものであり、片方は人の命を助けるものです。これ以上違うものはないように思えますが、実は毒と薬は同じものなのです。これを、毒として使えば毒となり、薬として使えば薬になるのです。

昔から「毒と薬は匙《さじ》加減」といいますが、まさしくその通りです。同じ物質でも、少量を用いれば薬となり、大量に用いれば毒となるのです。猛毒のフグ毒も少量用いれば鎮痛剤となります。風邪薬を大量に用いて殺人を犯した例もあります。

毒を研究することは薬を研究することにつながります。新しい薬を開発・合成することは大変です。どのような分子が人体にどのような作用を及ぼすかは、まだよくわかっていません。薬剤分子の開発合成は試行錯誤の連続なのです。そのような状態にあって、毒は人体に対して何らかの生理作用を及ぼす物体であることを自ら証明してくれているものなのです。毒物を研究し、適量用いたら薬剤として利用できる可能性があります。そのため、現在、自然界に存在する各種の毒物に研究者の熱い視線が注がれています。

本書は、このような観点から各種の毒物の毒性と、それが薬物として利用された例を紹介した解説書です。毒物は私たちの周囲の至る所に存在します。私たちは先人が犠牲を払って獲得した知識のおかげで、そのような毒物を避け、さらには薬剤として利用して生活しているのです。

本書をお読みになったら毒の怖さだけでなく、毒の大切さもご理解して頂けるものと思います。同時に薬剤の大切さや、それを誤って使用した場合の怖さをもご理解頂き、日常の生活の中にお役に立てて頂けたら、大変に嬉しいことと思います。

2017年2月

齋藤　勝裕

# CONTENTS

# Chapter 3 植物と動物の毒

CONTENTS

## Chapter 6 天然物医薬品と合成医薬品

CONTENTS

Chapter 7

# 特殊な医薬品



Chapter 8

# 毒と薬のはざま

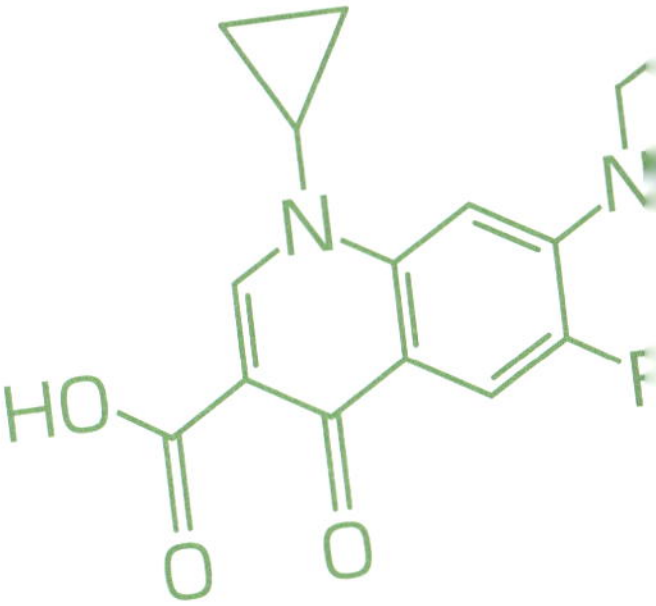


# Chapter. 1
# 毒と薬の関係

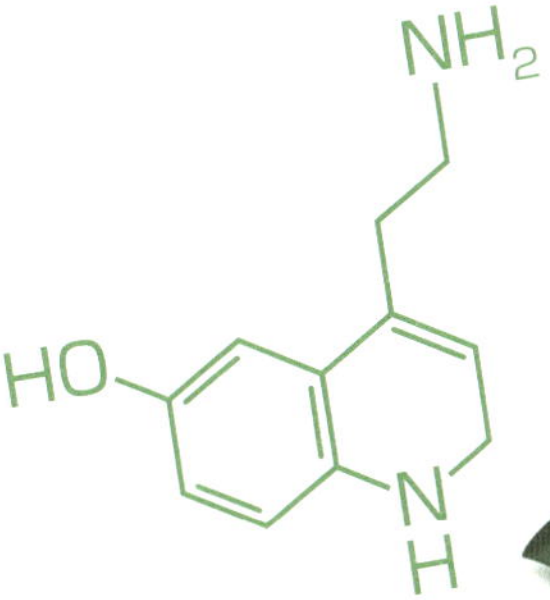


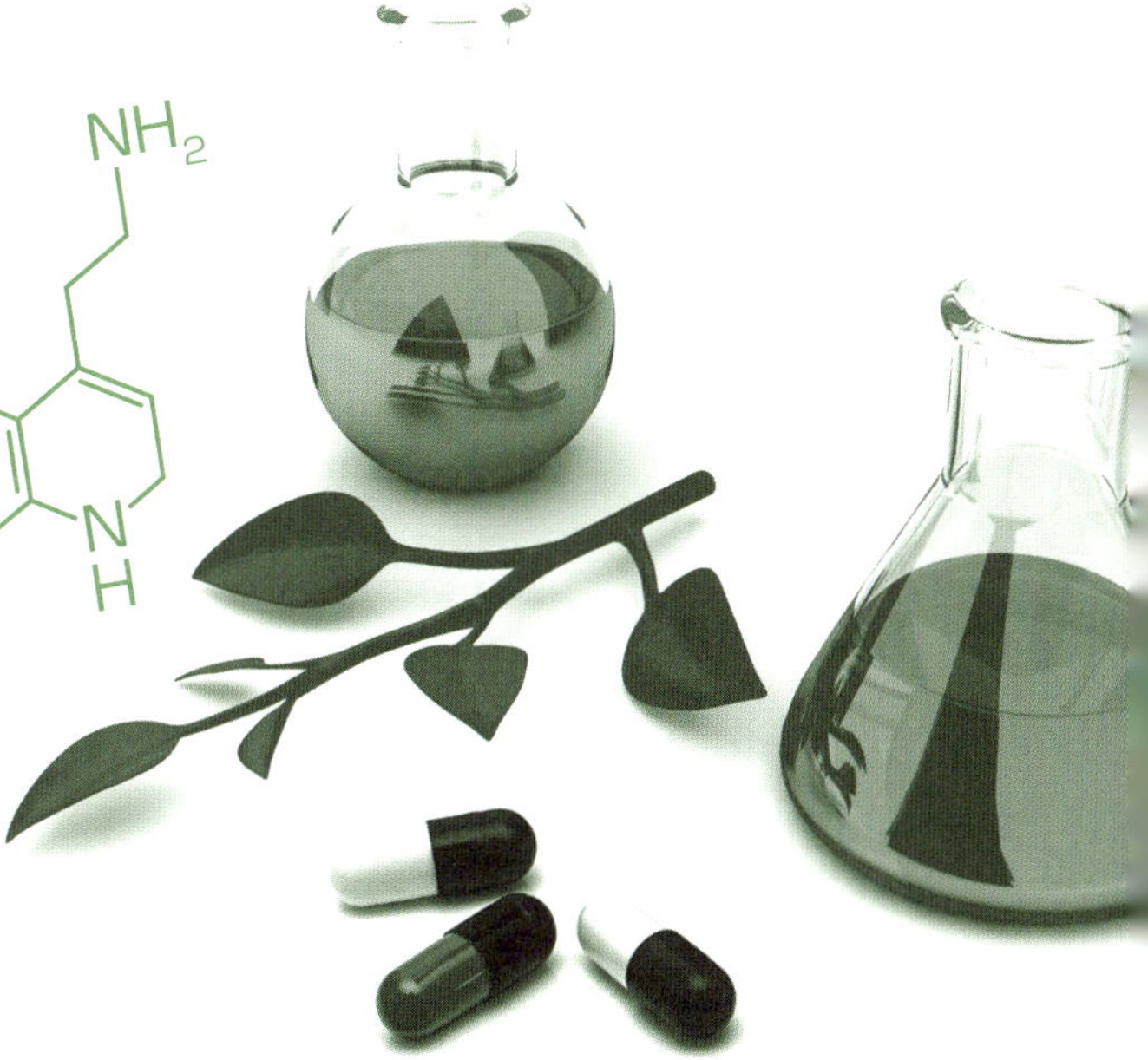

SECTION 01

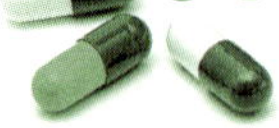

# 毒と薬の違い

毒と薬（医薬品）は対立の関係にあります。毒は、人の命を縮めるものであり、薬は人の命を助けるものです。片方（毒）は命を縮め、片方（医薬品）は命を助けるという、この違いは何なのでしょうか？　毒と薬のこの正反対の働きは何によるものなのでしょうか？

## 毒と薬は同じもの？

昔から「毒と薬は紙一重」、「毒と薬は匙加減《さじかげん》」という言葉があります。要するに、毒と薬は同じようなもので、それが毒として働くか薬として働くかは使い方しだいであり、服用量によっては「毒にもなるし薬にもなる」という意味です。

これは、昔から薬を服用する人は知っていたことで、「毒と薬は同じもの」ということです。薬として意識して使えば、それは薬です。一方、同じものを毒として意識して使えば毒です。このように、結局は、使う人の意識の違いということになるのです。

## 意識の違い

それだけに、患者が薬を飲む場合には、本人は元より周囲で患者を見守る人も注意していました。ところが最近は、薬が万能と思われる風潮により、薬を吟味するということが無くなりました。「薬と毒」の違いが意識されなくなったのです。要するに、「薬は毒でもある」

●薬も間違った量を服用すれば毒になる

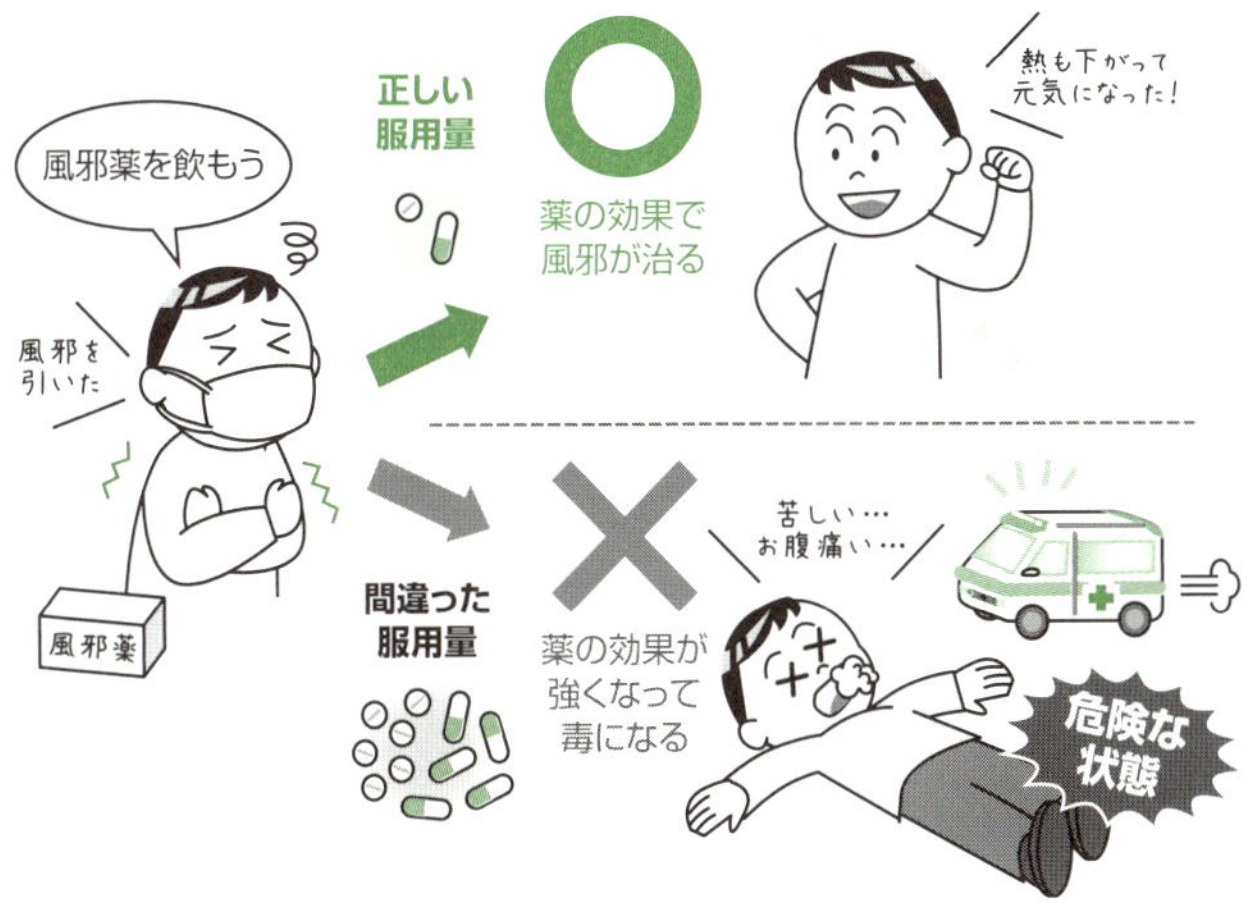
風邪薬を飲もう
風邪を引いた
風邪薬
正しい服用量
薬の効果で風邪が治る
熱も下がって元気になった!
間違った服用量
薬の効果が強くなって毒になる
苦しい…お腹痛い…
危険な状態

という数十年前までの常識が常識でなくなったのです。

　このような風潮のために、起きなくてもよい薬害事故が起き、起きてはならない殺人事件までもが起きています。

　不幸にして予防できなかったのは、残念ながら当事者の意識が低かったのではないのかと思わざるを得ないことがあります。

　風邪を引けば誰でも薬を飲みます。それは市販薬の場合もあるでしょう。早く治したいと思って、間違って規定量より多く服用する人もいるかもしれません。しかし、それも度を越せば自殺行為になるのです。

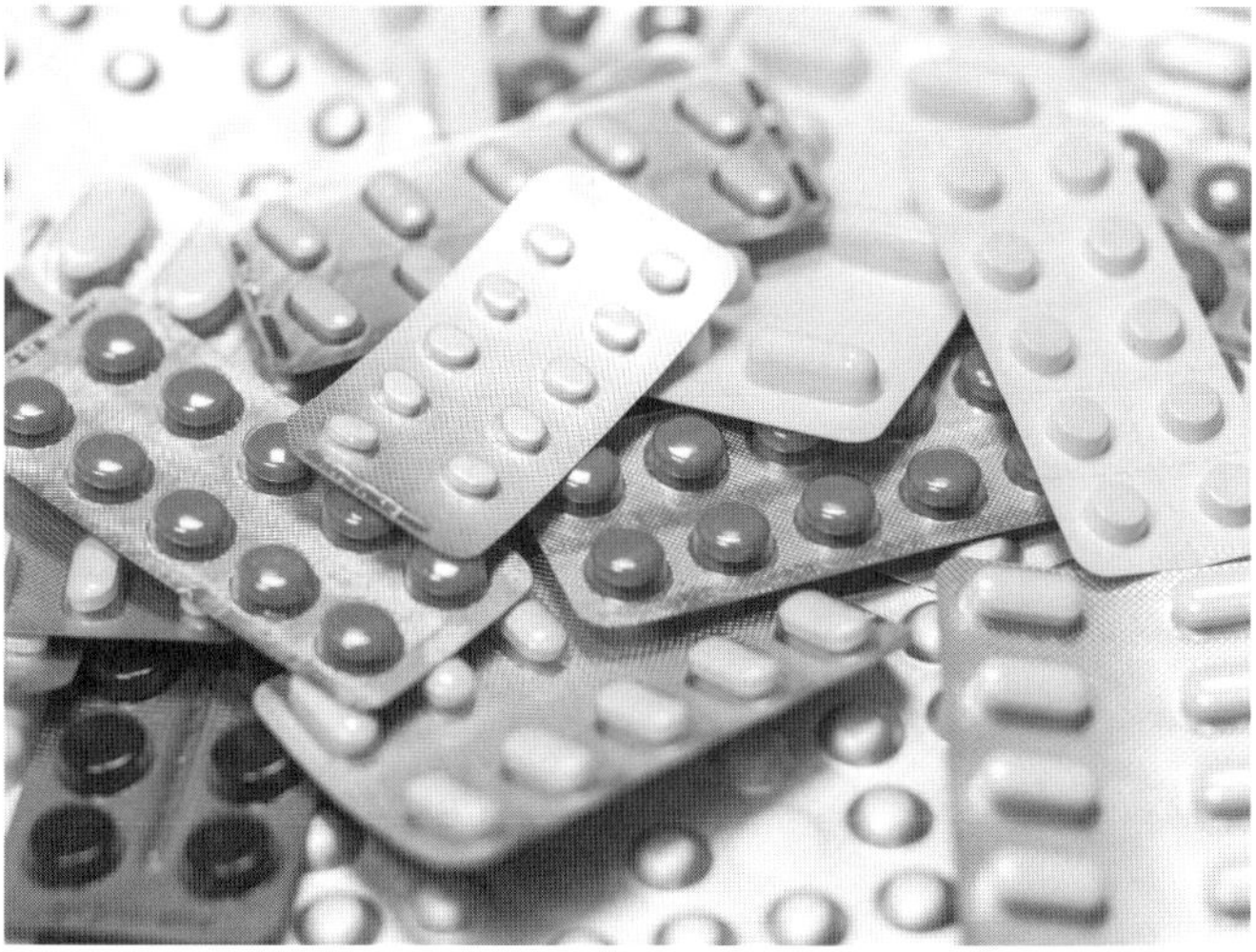

漢方薬では、狭心症の薬として「ぶす」が処方されています。ところが「ぶす」は植物の「トリカブト」を乾燥させたものです。トリカブトには、花、葉、根といわず、植物体全体にアコニチンという猛毒が含まれています。アコニチンは万全の注意の下で少量を適切に使えば薬となりますが、軽い気持ちでチョット一服などとしたら命がいくつあっても足りないことになります。

## 有害か無害

ある化学物質を有害と分類するか、あるいは無害と分類するかは思うほど単純な話ではありません。ある有名な化学物質ＤＨＭＯについて考えてみます。

ＤＨＭＯは酸性雨の主成分であり、あらゆる有害細菌はもとより、ガン細胞にも含まれています。固体状態のＤＨＭＯに長時間接したら皮膚に重篤な障害が現れ、大量のＤＨＭＯによる呼吸障害によって毎年多くの被害者が出ています。ＤＨＭＯの気体は大気の視界を悪くし、それによって多くの交通障害が出ているといいます。

ＤＨＭＯは、温度によって体積を著しく変化します。そのための爆発事故が毎年世界中で何件も起き、重大な被害を起こしているのです。にもかかわらず多くの工場はＤＨＭＯを環境中にほとんど無制限に垂れ流し続けています。

以上のことを考えれば、ＤＨＭＯこそは撲滅されるべき「最悪の化学物質」のように思われるのではないでしょうか？

ＤＨＭＯは「Dihydrogen Monoxide」つまり一酸化二水素です。すなわち$H_2O$（水）なのです。

私たち地球上の生命体は、水無くしては生きていくことができません。しかし、別な視点から見れば水といえど、全く無害というわけではないのです。水は見方によっては立派な「毒物」ということもできるのです。

本書を通して強調したいのは、毒は薬であり、薬は毒ということです。ある化学物質が毒になるか薬になるかは、人間の用い方、要するに意思なのです。

SECTION 02

# 毒と薬の歴史

「毒と薬は同じもの」というのは現代の認識です。両者の違いは、結局は、使用量の違いです。しかし、古代においては、このような認識はなかったのではないでしょうか。病気の患者が治癒するようにと思って与えた特別の食料によって、患者の症状に現れる変化は予知できなかったでしょう。さまざまな変化となって現われる患者の症状の経時変化に対して患者に投与した薬剤の効果の発現、効果の有無を感情を抜きにして記述するのは、難しいことです。

## 薬の歴史

薬に関する記述で最も古いのは、中国で書かれたものです。紀元前２７４０年頃に現れたとされる伝説上の王、神農は、薬となる植物を自分の身を実験台にして判別したとされています。それをまとめた書物が『神農本草経』です。これには大麻についても書かれており、麻酔作用、幻覚作用、陶酔作用などがあることが書かれているといいます。

古代エジプトでも紀元前1550年頃のパピルス文書に、約700種の薬品が記録されているといいます。ミイラ作りが盛んだったエジプトでは、腐敗防止のための殺菌剤の研究が盛んだったのでしょう。古代ギリシアでは、ペダニウス・ディオスコリデス(40年~90年頃)が有名です。彼は、古代ギリシアの医者、薬理学の祖といわれています。同様にギリシア哲学者の一人、ヒポクラテスも数百種類の植物の医薬品としての効用をまとめたといわれています。

10世紀から12世紀になるとイスラム世界で、ギリシア・ローマの影響を受けたアラビア医学が盛んになりました。アラビアの薬学知識は、ルネサンス期に、ヨーロッパに伝えられ、博物学者・錬金術師によって発展しました。これは、その後、現代薬学、化学の礎を作ったものです。

化学知識の発達と共に人類は、自然物から薬効成分を純粋な形で取り出すことができるようになり、合成医薬品の種類が一挙に増えました。そのきっかけとなったのは、柳の枝から抽出されたサリシンから発展した「アセチルサリチル酸」です。19世紀の終わりに開発されたアセチルサリチル酸はアスピリンの商品名で市販され、21世紀の現在でも世界中で愛用されています。

20世紀には抗生物質が発見され、多くの細菌性疾患患者が命を救われました。しかし、細菌にも抗生物質に強い耐性菌が現れ、抗生物質と耐性菌のイタチゴッコが続いています。最近では、iPS細胞等の出現によって、人の体質に沿って作られたテーラーメイド薬剤の開発研究が進められています。人類は、日に日に病魔の手から遠く逃れつつあるのです。

## 毒の歴史

歴史には、表と裏があります。薬と毒も同じです。薬の歴史は、歴史書に堂々と記述されていますが、毒の歴史はひっそりと語られることが多いです。しかし、毒にも歴史があり、それは、もしかすると薬の歴史より長いかもしれません。

人類が毒と出会ったのは、食物を通してであるといいます。海から拾った貝を食べれば、季節によっては貝毒で倒れることがあります。フグを食べたら命にかかわります。このような経験を通して毒の存在を知り、食べてはいけないものがあることを知ったのでしょう。

それは植物の場合も同じです。多くの植物が致死性の毒を持ちます。私たちがそのような植物を避け、食べて軟らかく美味しいものを選択できるのは、多くの先人の犠牲があったからこそです。

毒を避けるのでなく、利用したのが毒殺であり、暗殺です。毒殺がいつごろ始まったかを知ることはできませんが、おそらく人類の歴

●フグ

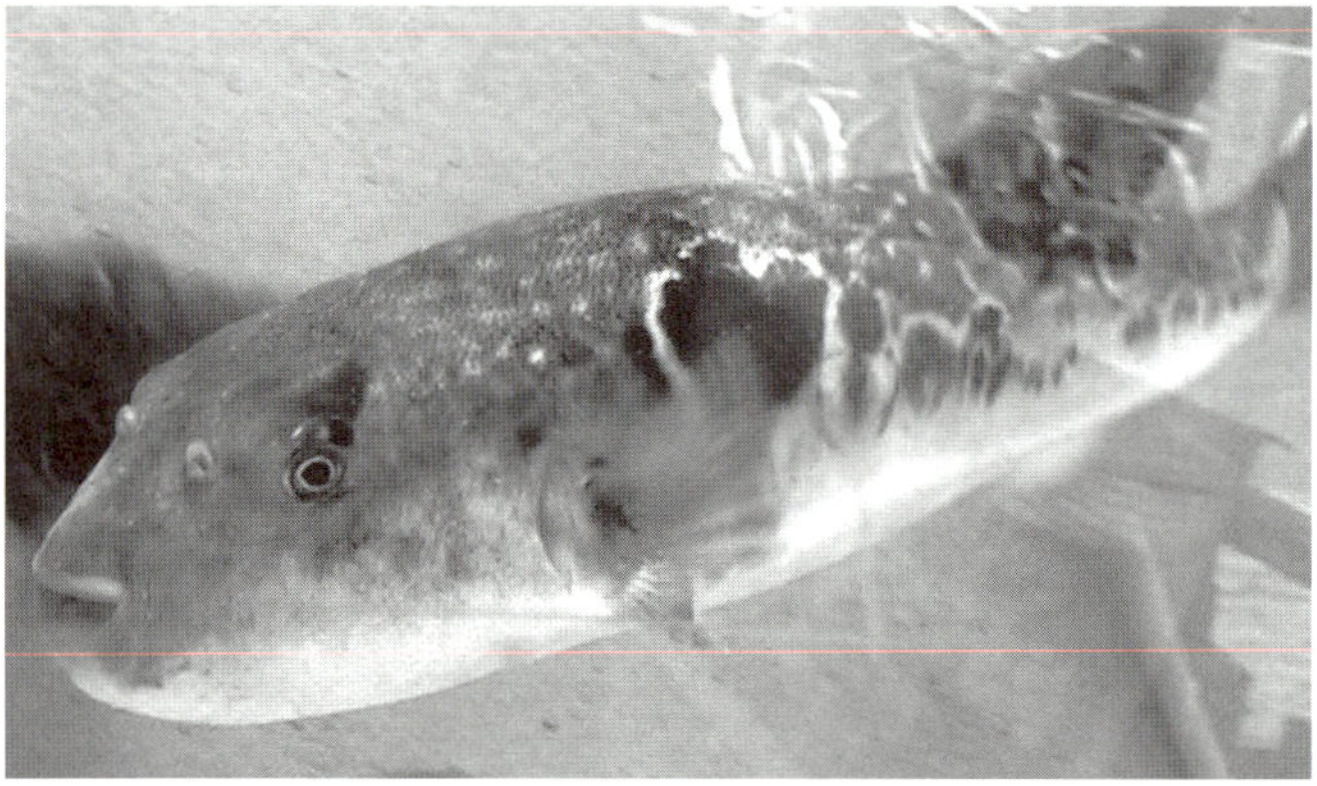

©Chris 73

史の始まりと同じ頃のことではないのでしょうか。毒殺で有名なのは、ギリシアの哲学者ソクラテスの処刑です。彼は若者をたぶらかしたという罪名で処刑されましたが、その方法が服毒自殺です。ソクラテスは、獄吏から与えられたドクニンジンのジュース（毒物：コニイン）にアヘンを混ぜたものを飲んで亡くなったといわれています。その一部始終は弟子のプラトンが書き遺しています。

暗殺が盛んだったのは、イタリアルネッサンス最盛期の頃です。時の教皇アレキサンデル6世は政敵を片っ端から適当な罪名をつけて教皇庁の監獄に幽閉し、秘伝の毒で殺して財産を没収しました。その没収財産を使ってミケランジェロやラファエロ等、時の芸術家のパトロンになったのです。用いた毒は、カンタリジンという、今となっては組成の解明のしようもない毒ですが、主成分は、ヒ素だったのではないかといわれています。

そのため、当時の貴族は食べ物に混じったヒ素を検出するために銀食器を用いたといいます。ヒ素があると銀が黒くなると思ったらしいですが、硫黄と違ってヒ素は、銀を黒くはしません。しかし、当時のヒ素は不純であり、硫黄を含んでいたといいますので、多少は変色したのかもしれませんが、被害者が死んで数日たってから、おもむろに黒っぽくなったのかもしれません。

ヒ素は日本でも使われており「石見銀山ネズミ捕り」が毒として有名ですが、これは石見銀山に近い鉱山から採れるヒ素を用いたネズミ捕りであり、暗殺用としても使われたようです。

戦国時代から徳川末期まで、多くの武将大名が暗殺されましたが、その多くはヒ素によって殺されたものといいます。ヒ素の怖い所は、無味無臭で少しずつ与えれば病死のように見える所にあります。しかし、化学が発達するとヒ素を検出することが容易にできるようになったので、ヒ素は「愚者の毒」と呼ばれていました。

その後、ヒ素に代わる毒として有名になったのがタリウムです。これは１８６１年に発見された新しい金属元素であり、発見の当初から毒性が知られていました。これも無味無臭であり、しかも容体が病気と区別つかないこともあって、多くの毒殺に使われたといいます。

最近では、各種の殺虫剤を開発する途中で誕生したサリンやＶＸなどの化学兵器というように、人類が化学知識を駆使して作り出した危険な毒物もあります。

SECTION 03

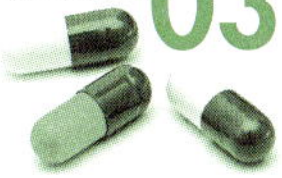

# 毒と薬の強弱

毒は命を縮めるものであり、反対に薬は命を救うものです。毒にも一発で命を奪う強烈なものと、そうでもないものがあります。薬も同様です。頓服《とんぷく》といわれるように、飲んだらすぐ熱を下げるような即効的な強烈なものもあれば、滋養強壮剤といわれるように、効いたのかどうかもはっきりしないようなものもあります。毒や薬の効き方を計る尺度はないのでしょうか。

## 毒の強弱

命を縮めるものを毒と説明しましたが、命を縮めるもの全てを毒といったら、毒の種類は著しく多くなる可能性があります。多くの食物は摂りすぎれば害となるのです。砂糖は摂りすぎれば糖尿病になります。酒類は飲み過ぎればアルコール中毒になります。水だって飲み過ぎれば水中毒になるのです。

２００７年にアメリカの女性が水飲みコンクールで準優勝しましたが数時間後、水中毒で亡くなっています。しかし、酒類はともかく、砂糖や水を毒という人はいません。

毒とは、「少量で人の命を縮めるもの」なのです。それでは「少量」とはどの程度の量なのでしょうか？　これには、はっきりした定義はありません。一応の目安になる数値は、次の表のようになります。

一般に毒物と認められているものにも、青酸カリ（正式名：シアン化カリウム）のように強烈なものもあれば、そうでもないものもあります。そこで、毒の強弱を表す尺度をあらわしたのが、致死量といわれるものです。

## 経口致死量

経口致死量とは、注射やガス吸入ではなく、その毒物を口を経由して摂取した場合にどの程度の量を摂取したら死亡するかというものです。

青酸カリKCNの経口致死量は２５０mg（０・２５g）程度といわれており、これは成人が250mgを飲んだら死亡するということを意味します。しかし、人によっては青酸カリに過敏だったり鈍感な人もいます。また、その時の体調によっても効き方に差が出るでしょう。そこで、もっと統計的に意味のある数値が考案されたのが、半数致死量$LD_{50}$です。

## 半数致死量$LD_{50}$

半数致死量$LD_{50}$は、100匹のマウスに毒物を少量ずつ与えていって測定したものです。量が少ないうちは、死ぬマウスはいません。量を増やすと死ぬマウスが現れ、ある量になると半数のマウスが死にます。この時の摂取量を$LD_{50}$とするのです。もちろん$LD_{50}$の数値が小さいほど強毒です。

●人に対する経口致死量(/kg)

| | |
|---|---|
| 無毒 | 15g より多量 |
| 僅少 | 5〜15g |
| 比較的強力 | 0.5〜5g |
| 非常に強力 | 50〜500mg |
| **猛毒** | 5〜50mg |
| **超猛毒** | 5mg より少量 |

被験動物と人間の体重は差があるので、$LD_{50}$は体重1kg当たりの数値で表されます。また、被験動物と人間の間に毒物に対する感受性に違いがあるのは当然です。$LD_{50}$はあくまでも目安に過ぎません。$LD_{50}$は統計的に最も正確な致死量とされていますが、測定に費用が掛かるなどの理由で、全ての毒物が測定されているわけではありません。

## 薬の強弱

薬の強弱に対しても、毒と同じことがいえます。そのため、薬に対しては、半数有効量$ED_{50}$が定義されています。これは

●半数致死量$LD_{50}$

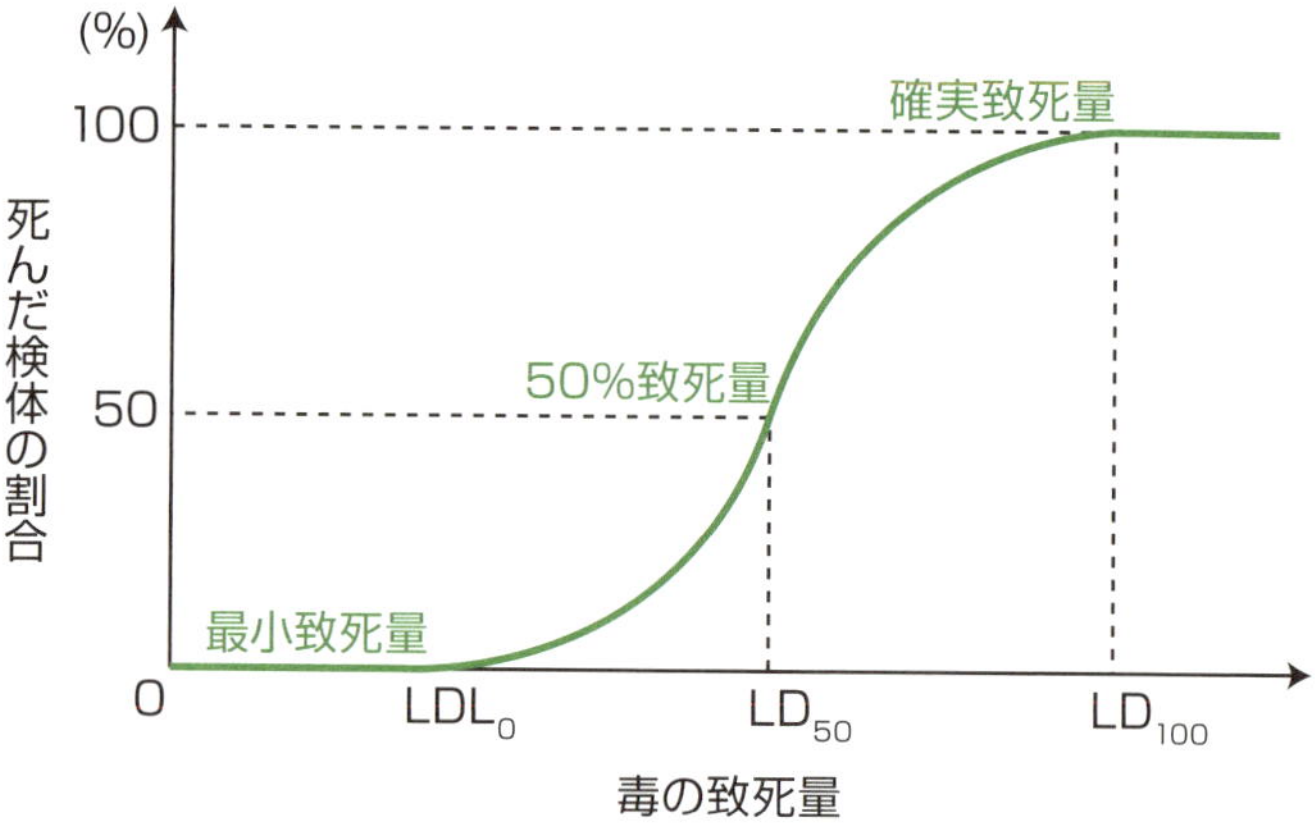

$LD_{50}$と同じように、半数の被験動物にその薬の効果が現れた時の量です。$ED_{50}$の数値が小さいほど強力な薬ということになります。

先に見たように、多くの毒は薬になるし、薬は毒になります。違いは何かといえば、量です。要するに、多く用いれば毒となり、少量用いれば薬となるのです。

下の図は、同じ化学物質の$LD_{50}$と$ED_{50}$を並べたものです。図Aでは$LD_{50}$と$ED_{50}$が近い値となっています。これは、$ED_{50}$か

### ●半数致死量$LD_{50}$と半数有効量$ED_{50}$の比較

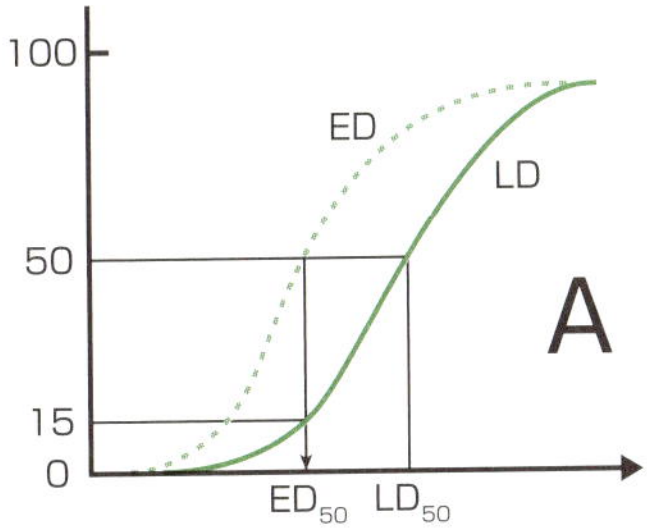


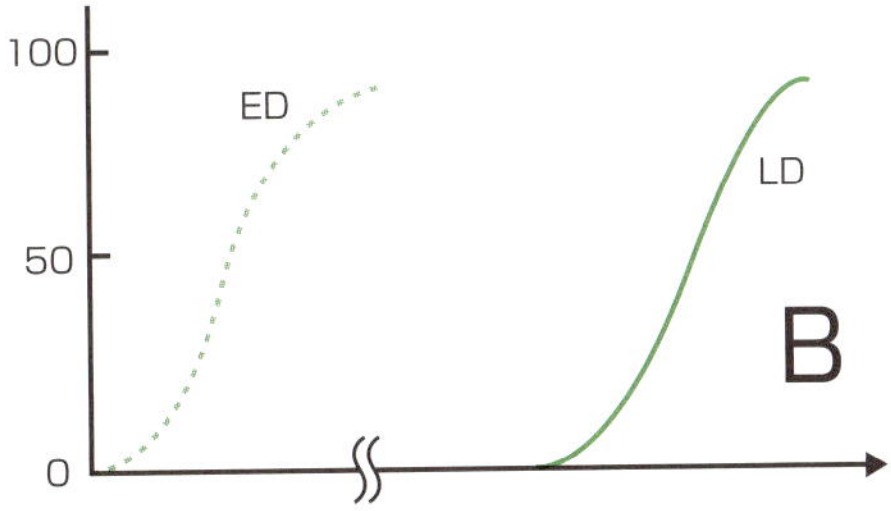

ら見たら病気が治るはずの人の何人かは$LD_{50}$から見たら命を落とすことになります。つまり、副作用が強すぎることを意味します。このような薬は、医薬品とはいえないでしょう。

それに対して図Bでは$LD_{50}$と$ED_{50}$が離れています。この薬の飲み過ぎで命を落とす人がいたとしたら、それは意図的な死、自殺か他殺を疑ってみるべきということになります。

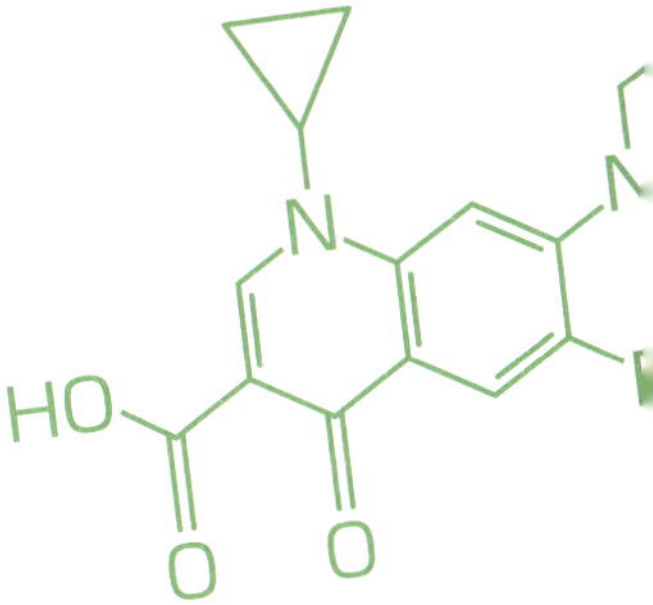


# Chapter. 2
# 毒の仕組み

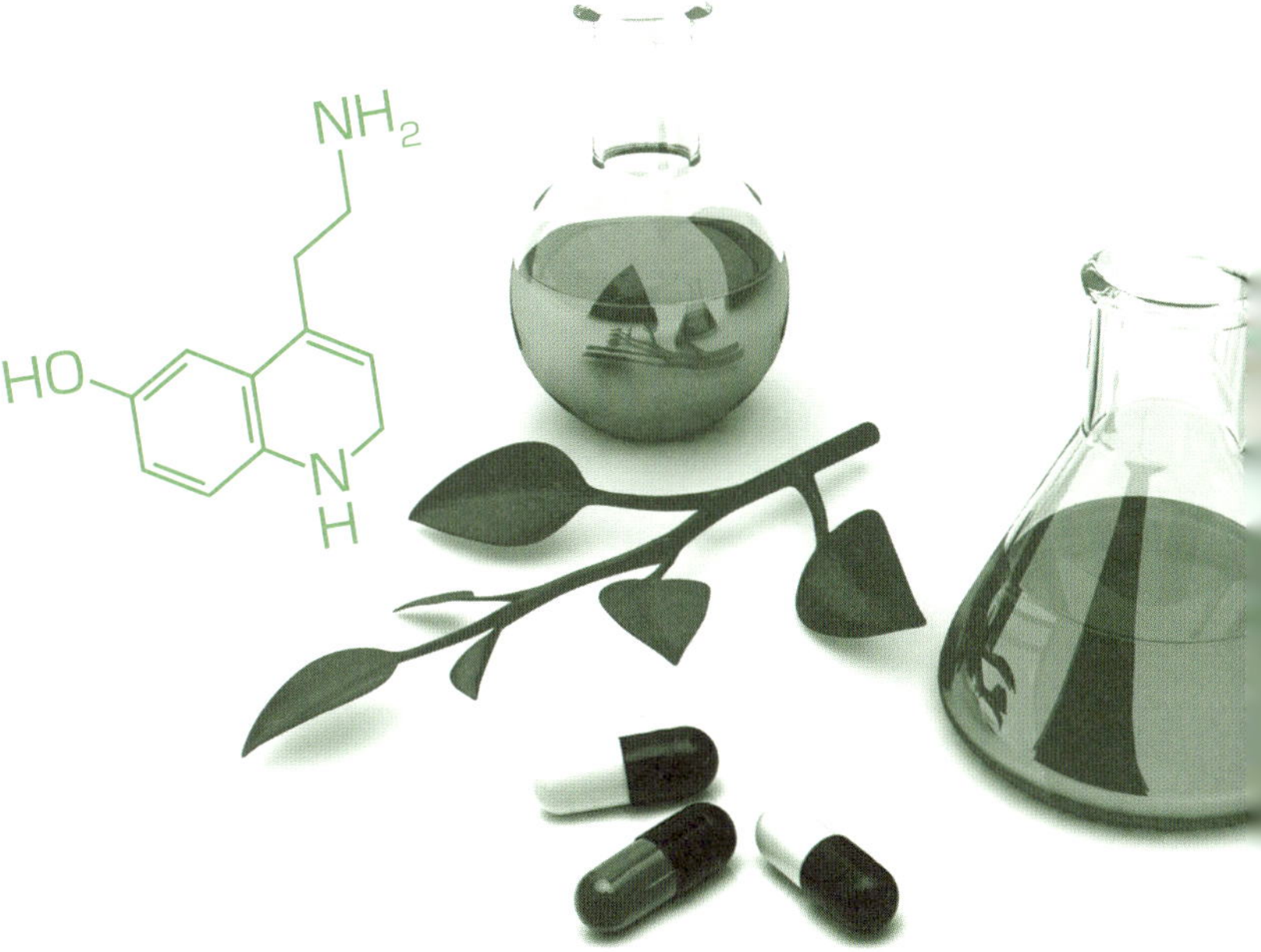

SECTION 04

# 毒の種類

毒には、合成毒や天然毒などがあり、天然毒には、植物毒や動物毒など多くの種類があります。毒の種類に関わらず、猛毒とはどのようなものなのでしょうか？

人類は、民族の生存をかけて毒物を扱ってきました。毒物は、単に敵を倒すだけのものではありません。敵を倒すことによって味方、すなわち自分の民族の生存を助けるのでもあります。これは狩猟民族にとっては切実な問題です。

## 毒のランキング

毒の属性として、最も重要なものは毒としての強弱です。これに対する明確な答えは前章で見た半数致死量です。半数致死量の少ない毒が猛毒ということです。

## $LD_{50}$の桁の違い

次の図は、いくつかの毒物を半数致死量$LD_{50}$の順に並べたものです。表の上部、すなわち$LD_{50}$の小さいものほど猛毒です。それにしても、その数値に驚くほどの違いがあります。表の単位は㎍(マイクログラム)であります。これは、1gの100万分の1、すなわち0.000001gです。

表の上部の4種の$LD_{50}$は、㎍に達していないの

### ●毒の強さランキング

| 順位 | 毒の名前 | 致死量 $LD_{50}$(μg/kg) | 由来 |
|---|---|---|---|
| 1 | ボツリヌストキシン | 0.0003 | 微生物 |
| 2 | 破傷風トキシン | 0.002 | 微生物 |
| 3 | リシン | 0.1 | 植物(トウゴマ) |
| 4 | パリトキシン | 0.5 | 微生物 |
| 5 | バトラコトキシン | 2 | 動物(ヤドクガエル) |
| 6 | テトロドトキシン(TTX) | 10 | 動物(フグ)/微生物 |
| 7 | VX | 15 | 化学合成 |
| 8 | ダイオキシン | 22 | 化学合成 |
| 9 | d-ツボクラリン(d-Tc) | 30 | 植物(クラーレ) |
| 10 | ウミヘビ毒 | 100 | 植物(ウミヘビ) |
| 11 | アコニチン | 120 | 植物(トリカブト) |
| 12 | アマニチン | 400 | 微生物(キノコ) |
| 13 | サリン | 420 | 化学合成 |
| 14 | コブラ毒 | 500 | 動物(コブラ) |
| 15 | フィゾスチグミン | 640 | 植物(カラバル豆) |
| 16 | ストリキニーネ | 960 | 植物(馬銭子) |
| 17 | ヒ素($As_2O_3$) | 1,430 | 鉱物 |
| 18 | ニコチン | 7,000 | 植物(タバコ) |
| 19 | 青酸カリウム | 10,000 | KCN |
| 20 | ショウコウ | 0.2~0.41($LD_0$) | 鉱物($HgCl_2$) |
| 21 | 酢酸タリウム | 35 | 鉱物($CH_3CO_2Tl$) |

『図解雑学 毒の科学』船山信次著(ナツメ社、2003年)を一部改変

です。ようやくバトラコトキシン（2μg）でμgに達します。化学者は、少量の物質の扱いに慣れていますが、それでも普通に扱うのはmg（ミリグラム）です。これは1gの1000分の1であり、1μgの1000倍、すなわち1000μgです。表によれば、その単位に達するのがヒ素（亜ヒ酸、三酸化二ヒ素$As_2O_3$）の1・430μg＝1・43mgです。

毒物として有名な青酸カリ（シアン化カリウム）KCNなどは、1万μg、10mgに過ぎないのです。グラムに直せば0・01gです。

## ランキング表の意味

このように猛毒と思われている青酸カリは、それほどの毒でもないのです。現に、そのすぐ上、すなわち、より猛毒なのがタバコに含まれるニコチンです。タバコの方がよほど猛毒なのです。

このランキング表において、とくに最上位2種が微生物（バイキン）によって占められているというのは象徴的です。それと同様に衝撃的なのは、第3位のリシンです。リシンは特別に変わった毒ではなく、生け花にも使う美しい花を咲かせる植物の種子に含まれる毒なのです。
これについては、後の章で詳しく見ることにしますが、毒が恐ろしいのはこのような所にあります。予期しないところに猛毒がいるのです。

## 五大毒

表にはのっていませんが猛毒の上位5位にランクされている「ボツリヌストキシン」「破傷風トキシン」「ジフテリアトキシン」「グラミシジン」「リシン」の5種類を「五大毒」といいます。

なお、ここで出てくる「トキシン」という用語は「生物由来の毒」という意味です。英語で「毒」といえば「ポイズン」ですが、ポイズンのうち、植物や動物などが分泌するものを特にトキシンといいます。

ジフテリアトキシンとグラミシジンは、土壌中に生息する細菌の出す毒で、その意味では破傷風トキシンと似たものです。ということは、五大毒のうち上位4種類は、バイキンの出す毒で、バイキンが、いかに恐ろしいものかがわかります。

SECTION 05

# 毒の文化圏

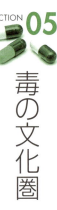

毒はいうまでも無く、生物の命を縮めるものであり、恐ろしいものです。それでは毒は、この世から消えてしまえばいいものなのでしょうか？

## 毒と人類

私たちの暮らしから殺虫剤などが無くなったらどうなるでしょうか？　ノミやシラミが這い出し、ゴキブリが増殖するのではないかと思われますが、そんなものでは済みません。イナゴやバッタが穀物を荒らし、世界は食物危機になることでしょう。この狭い地球上に70億の人間が住んでいることのできる大きな理由の一つは、殺虫剤という「毒」のおかげなのです。

毒は昔から人類の生存を助けてきました。毒の利用の仕方の一つが狩猟民族の用いる「矢毒」です。狩猟民族の重要な武器は弓矢で、弓矢は遠方に居る獲物を狩るのに便利です。しかし、遠方の獲物に当たったときの弓矢の威力は大したものではありません。このような獲物を倒すために、狩猟民族は、自分たちの知る最強の毒を矢に塗り獲物を狩っていました。矢毒こそ、狩猟民族の生存を握るカギだったのです。

## 毒の四大文化圏

このような毒として4種類の毒が知られており、それぞれの毒を使った民族の生存範囲を「毒の文化圏」といいます。

**❶クラーレ毒文化圏(アマゾン川流域)**

毒素：ツボクラリン、楠科の植物

**❷ストロファンツス毒文化圏(アフリカ)**

毒素：ストロファンチン、キョウチクトウ科の植物

❸イポー毒文化圏（東南アジア）

毒素：アンチアリン、桑科の植物

❹トリカブト毒文化圏（東北アジア）

毒素：アコニチン、トリカブトの植物体

日本は、❹のトリカブト文化圏に属します。日本民族の多くは農耕民族なので、毒に対しての知識は薄いですが、アイヌ民族は違います。彼らはその歴史の大部分を狩猟民族として、ヒグマやエゾシカなどを狩ることによって生存してきました。アイヌ民族にとってトリカブト毒は重要なもので、イヨマンテと呼ばれるアイヌ民族の重要な祭りがあります。これは神が使わした重要な使者である小熊を神の元に送り返す儀式で、小熊に使うのはトリカブト毒を塗った矢であるといいます。

● 毒の四大文化圏

| ❶クラーレ毒文化圏（アマゾン川流域） | ❷ストロファンツス毒文化圏（アフリカ） |
|---|---|
| 楠科の植物<br>●ツボクラリン | キョウチクトウ科の植物<br>●ストロファンチン |

| ❸イポー毒文化圏（東南アジア） | ❹トリカブト毒文化圏（東北アジア） |
|---|---|
| 桑科の植物<br>●アンチアリン | トリカブト<br>●アコニチン |

SECTION 06

# 呼吸毒

毒の種類がたくさんあるように、効き方にもさまざまあります。効き方というのは、生体にどのような作用を行い、その機能を阻害するかということです。すなわち毒の作用機構です。その機構の違いによって呼吸毒や神経毒などに分けることができます。

呼吸毒というのは、生体の呼吸を妨げる毒ですが、この場合の「呼吸」はいわゆる「息をすること」ではありません。細胞に酸素を届けることを阻害する毒のことです。したがって被害者は、息を吸っていても、その吸い込んだ酸素が脳などの細胞に届かないのです。脳が死に、やがて細胞が死んで生体が死に至るのです。

## 酸素運搬

肺が吸い込んだ空気のうちの酸素を細胞に届ける役目をしているのは、赤血球の中にあるヘモグロビンという複合タンパク質です。ヘモグロビンは容器としてのタンパク質と、その中に入ったヘムという分子からできています。ヘムはポルフィリンという環状有機化合物と、その中に入っている鉄Feイオンからできています。

肺胞に入った酸素分子$O_2$は、ヘモグロビンの鉄イオンと結合します。この状態でヘモグロビンは血流に乗って細胞に行き、そこで酸素を細胞に渡した後、空身になって肺胞に戻ります。そして、再び酸素と結合して細胞に行きます。このようなことを繰り返して酸素を細胞に運搬するのです。

●ヘモグロビン

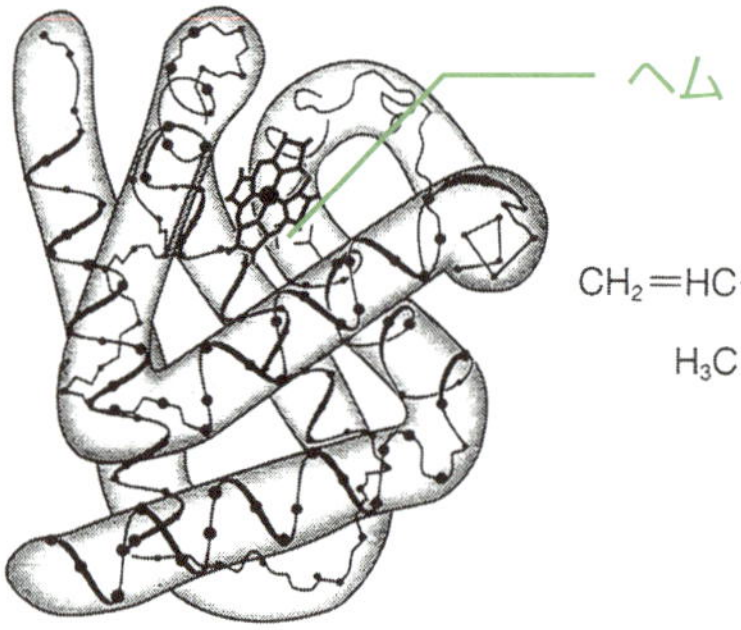


ヘモグロビン

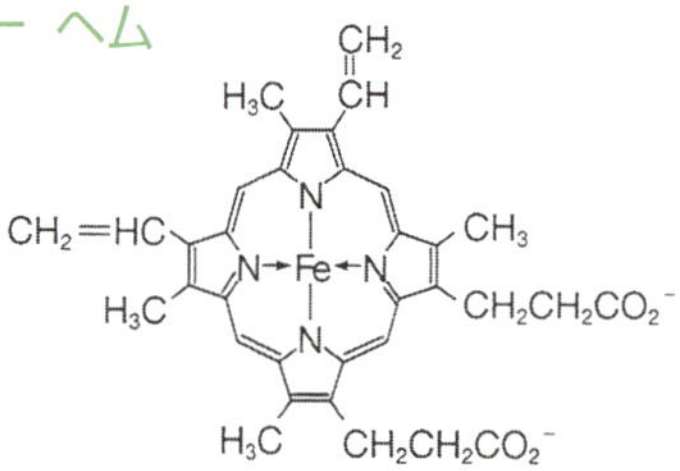


ヘム

## 呼吸阻害

呼吸毒として知られるものには、一酸化炭素CO、青酸(シアン化水素)HCN、硫化水素$H_2S$などがあります。これらの呼吸毒は、酸素と同じようにヘモグロビンの鉄イオンに結合します。ところが、酸素は適当の条件下で鉄イオンから離れますが、呼吸毒はいつまで経っても離れないのです。そのため、ヘモグロビンは酸素を運搬することができなくなるわけです。

呼吸作用は実際には、もっと複雑であり、酵素が関与しますが、この酵素も鉄イオンを持っており、呼吸毒は、この鉄イオンとも結合して酵素の働きをも阻害するのです。

●酸素分子とヘモグロビンの鉄イオンと結合

$$Fe^{2+} + O_2 \rightleftarrows Fe^{3+} \cdots\cdots O_2^{-}$$

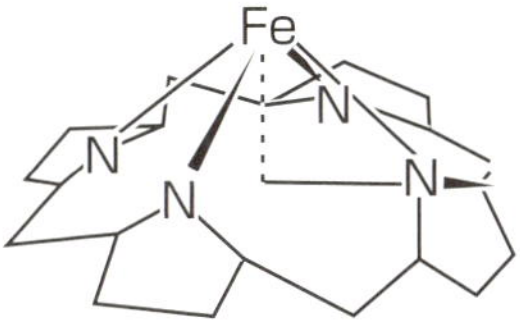


ヘム

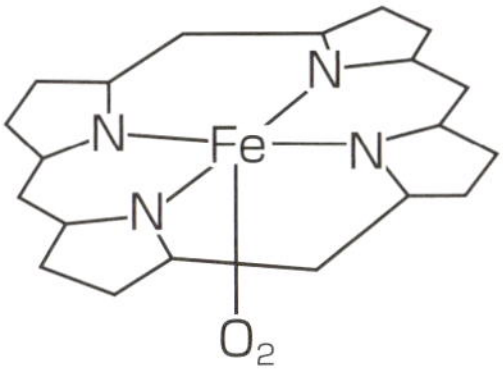


ヘムと酸素分子の結合体

SECTION 07

# 神経毒

神経系統は、動物の生存を支える究極のシステムです。視覚、触覚、嗅覚、聴覚、味覚などの各種生体センサーが得た情報を脳に伝える通信システムでもあります。同時に、その情報を総合し、解析する総合システムで、その中心が脳です。そして、脳が下した指令を筋肉に伝える通信システムを神経系統といいます。

動物と植物は多くの類似点を持ちますが、決定的な違いは、この神経伝達系統を持つかどうかなのです。

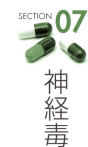

## 神経細胞

動物における生体内の情報伝達は、神経細胞によって行われます。生体を構成する最小単位は細胞ですが、細胞には多くの種類があります。中でも神経細胞は他の細胞と大きく異なっています。

次の図は、典型的な神経細胞です。神経細胞には、細胞核の入っている細胞体があり、そこから派生している植物の根のような樹状突起があります。しかし、一番の特徴はそこから伸びる長い軸索です。そして、その末端には、植物の根のような軸索末端がまたあります。

生体センサーと脳、あるいは脳と筋肉は1個の神経細胞で結ばれるのではありません。情報は何個もの神経細胞の間をリレーして伝わります。この役割をする部分が樹状突起と軸索末端です。両者は互いに絡まるようにしてシナプスという部分を形成します。

●神経細胞

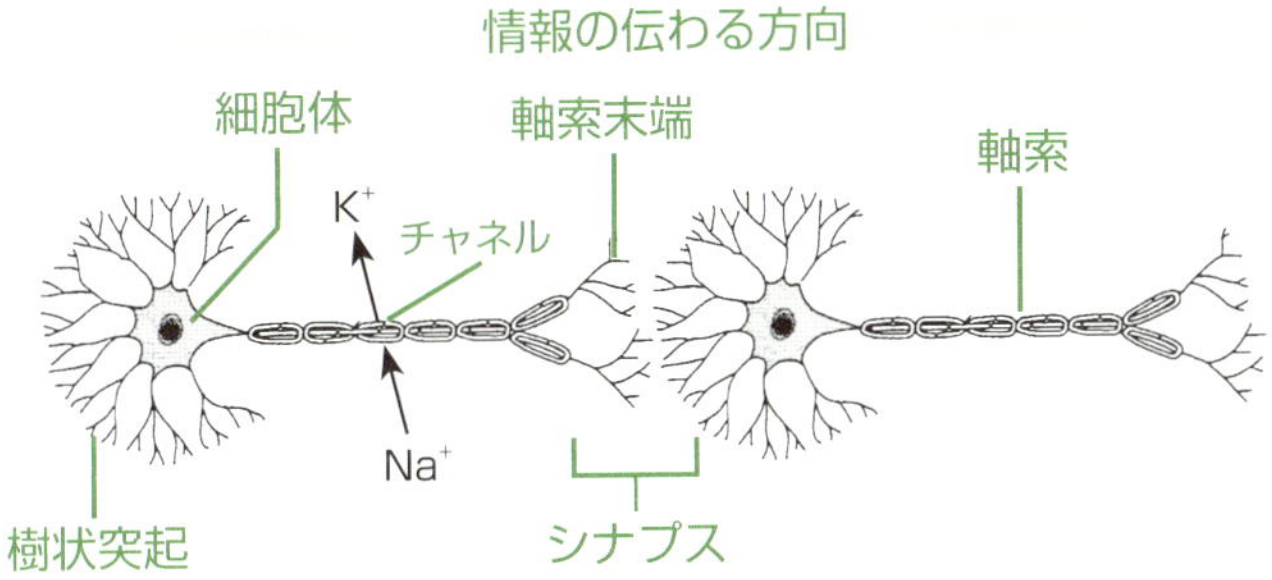

## 神経細胞内情報伝達

脳から発生された指令情報は樹状突起に伝わり、その情報は軸索を通って軸索末端に伝わります。

ここで問題になるのは、情報はどのようにして軸索を通過するのかということです。重要なのは、軸索に空いている空隙のチャネルです。情報が来ると、このチャネルを通じて軸索内のカリウムイオン$K^+$が外部に漏れ出ます。すると、すかさず神経細胞外部からナトリウムイオン$Na^+$が細胞内に入ってくるのです。その結果、神経細胞の細胞膜の間の電位(膜電位)が変化します。この膜電位変化が神経情報です。

ここで複雑なのが、$K^+$と$Na^+$が通ることので

●神経細胞内の情報伝達

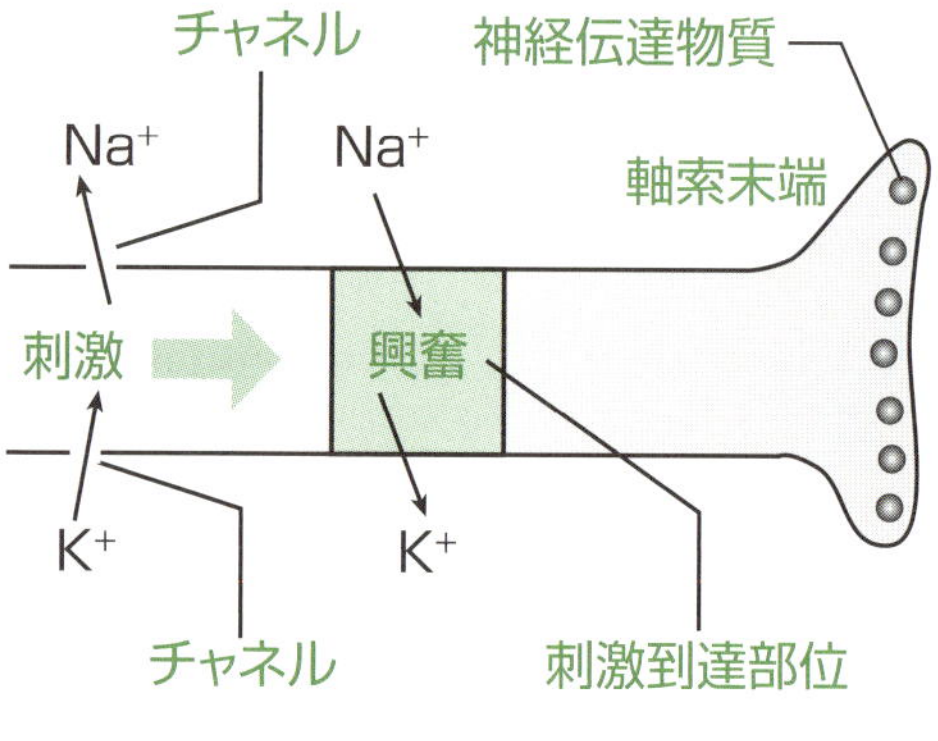

きるチャネルがそれぞれ決まっているということです。$K^+$チャネルを通ることができるのは$K^+$だけで、$Na^+$チャネルを通ることができるのは$Na^+$だけなのです。

## 神経細胞間情報伝達

前項で見た情報伝達システムでは、神経細胞内の情報伝達システムは説明できます。しかし、異なる神経細胞の間の情報伝達は説明できません。異なる細胞の間は、軸索で連絡されていないからです。

神経細胞の中での情報連絡は電圧変化であり、いわば「電話連絡」です。しかし、細胞間の間には電話線（軸索）は敷設されてません。

この伝達は「手紙連絡」となります。その手紙に相当するのが「神経伝達物質」です。アセチルコリン、ドーパミン、グルタミン酸など、各種の物質が知られています。

すなわち、電話連絡によって情報が軸索末端まで来ると、軸索末端から神経伝達物質が放出され、それが次の細胞の樹状突起に結合します。すると、この結合が新たな情報となり、次の神経細胞の軸索を通り抜けるのです。

このようにして、情報は生体内を駆け抜けるのです。しかし、ここで注意してもらいたいのは、神経細胞間（シナプス）での情報伝達は一方向（軸索末端→樹状突起）であるということです。

## 神経毒の働きとその防除

神経細胞を駆使した情報伝達機構は以上のようなものですが、このような複雑なシステムを、神経毒はどのようにして阻害するのかというと、毒は少なくとも次の2通りの機構をもっているのです。

### ❶神経細胞内伝達阻害

この阻害システムは、チャネルを通じた$K^+$イオンと$Na^+$イオンの移動阻害です。この機能を持つ毒は、

●神経細胞間の情報伝達

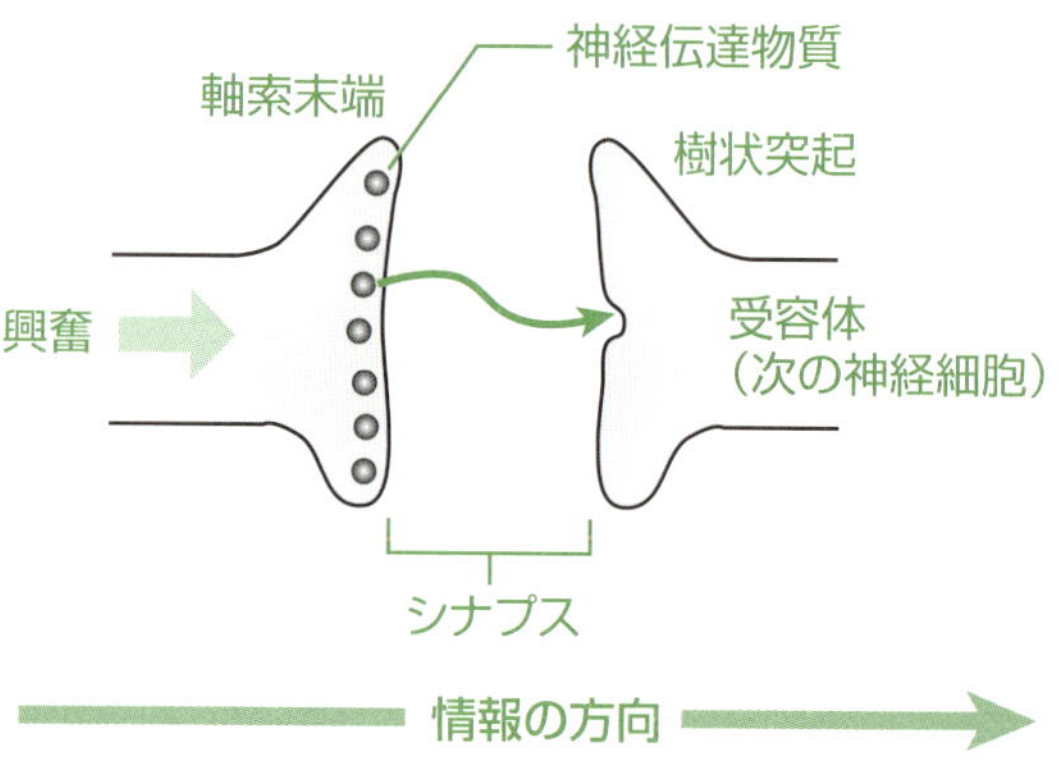

トリカブトに含まれるアコニチンと、フグに含まれるテトロドトキシンです。ところが、この二者は全く反対の働きをします。このようなものを互いに拮抗性があるといいます。アコニチンは、$Na^+$イオンチャネルを閉鎖し、$Na^+$が流入するのを阻害します。それに対してテトロドトキシンは、$Na^+$チャネルを解放し、$Na^+$の出入りを自由にします。つまり、結果的に両者は神経細胞内の情報伝達を反対の意味で阻害するのです。このように拮抗性のある毒物を同時に用いたらどうなるのかというのは後の章で解説します。

## ❷神経細胞間伝達阻害

神経細胞間の情報伝達は、情報伝達物質、例えばアセチルコリンの授受によって行われます。すなわち、情報が軸索末端まで来ると、神経伝達物質が放出され、それが次の神経細胞の樹状突起にある受容体に結合します。すると次の神経細胞が興奮し、それがまた軸索を通って次の神経細胞に情報を伝達します。

しかし、この伝達物質がいつまでも受容体にくっついていたのでは、大変です。細胞は興奮しっ放しということになります。そこで、この伝達物質を分解して引きはがす必要が出てきます。その役割りをするのが酵素「コリンエステラーゼ」です。

神経毒で有名なサリンは、このコリンエステラーゼの働きを阻害します。サリンと同様に化学兵器として有名なソマン、VXなどは同様の機構です。また、一般にリン系殺虫剤といわれるオルトラン、スミチオン、マラソンなどは同じような働きをする化学物質です。

ところが、このような毒物に対して拮抗的な働きをする物質があります。「毒を以て毒を制する」という喩えの通りで、それが毒物なのです。

その一つはアトロピンです。これは、イタリアで有名なベラドンナ（美しい人）という植物に含まれる化学物質で、少量を目にさすと瞳孔が開いて「美人」に見えるということで、イタリアでは恋人に会う前に、乙女が用いたといわれており、使いすぎて命を落とすこともあったといいます。最近まで、眼科医の常備薬でもありました。

アトロピンは、サリンの拮抗薬です。すなわち、アトロピンは神経細胞の受容部位に結合するのです。そのため、アセチルコリンに対して毒作用のあるサリンの毒作用が及ばないといいます。アトロピンは、サリンの可能性のある戦地に派遣される米軍兵士の標準携行物質であるといいます。

SECTION 08

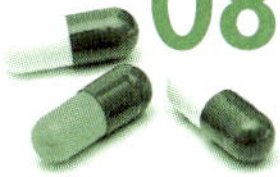

# アルコール

酒類を飲み過ぎると二日酔になって苦しみますが、これは酒類に含まれるエタノールのせいです。

しかし、同じようなアルコールでもメタノールを飲むと失明するといわれており、場合によっては、命を落とすこともあります。アルコールの害は、どのような機構で生じるのでしょうか?

## アセトアルデヒドの害

エタノールを飲むと体内のアルコール酸化酵素によって酸化され、アセトアルデヒドになります。アセトアルデヒドは有害な物質であり、これが二日酔いの原因となります。

しかし、体内にはアルデヒド酸化酵素もあり、これがアセトアルデヒドを酸化して酢酸にするので、二日酔いは徐々に収まります。

ところが、アルデヒド酸化酵素の量は遺伝に左右されるので、少ない人は、体内にいつまでもアセトアルデヒドが滞留し、ひどい二日酔いに悩まれることになります。両親とも酒に弱いという人は、飲酒は控えた方が賢明です。

## ヒトヨタケの害

ヒトヨタケという変わったキノコがあります。これをつまみに酒を飲むと大変なことになります。悪酔いをしたうえに、ひどい二日酔いになるといいます。これは、このキノコがアルデヒド酸化酵素の働きを阻害するからです。

それにしても、一日も経てば二日酔いも収まると思われますが、ヒトヨタケの害は数日継続します。これを利用して断酒に用いられないかという研究が実際に行われているそうです。

## メタノールの害

メタノールを飲むと酸化されてホルムアルデヒドになります。ホルムアルデヒドの30％程度の水溶液がホルマリンです。ホルマリンというと、生物実験室などで広口瓶に入って白くなったヘビやカエルなどの標本がありますが、あの液体です。ホルマリンはタンパク質を硬化させる毒です。ホルムアルデヒドはシックハウス症候群の原因物質でもあります。

このような物質が体内で生成したら大変です。ホルムアルデヒドが酸化されるとギ酸になります。ギ酸は、ホルムアルデヒドに負けないくらいに有害な物質です。メタノールを飲むと命を落とすことになりますので注意が必要です。

●エタノールとメタノール

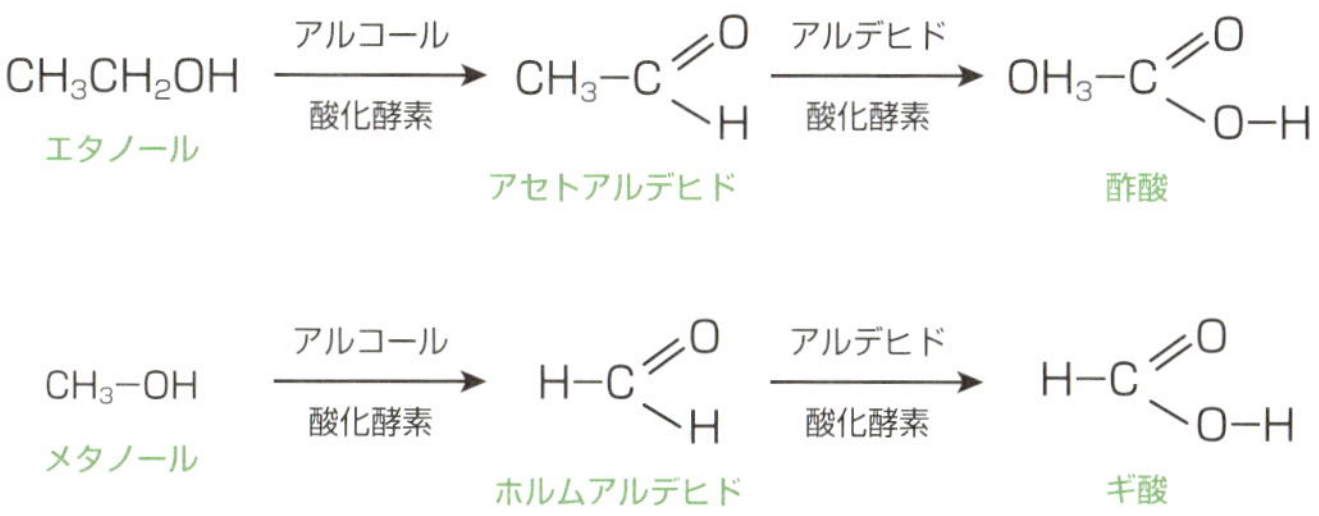

## メタノールと失明

メタノールを飲むと失明するのは、目の視細胞に入っている光を感じる分子レチナールと関係があります。ビタミンAが欠乏すると夜盲症になるといわれるように、ビタミンAは視力に関係しています。ビタミンAは有色野菜を食べることによって補給されます。それは、有色野菜に含まれている色素カロテンのせいです。カロテンが酸化酵素で酸化されると、真っ二つに切断されて2分子のビタミンAになります。ビタミンAは原子団OH(ヒドロキシ基)を持っているのでアルコールの仲間で、これが酸化されるとアルデヒドに変化します。それがレチナールです。

レチナールこそ視覚を司る根本分子であり、これに光が当たると分子の形が変化します。それを周囲の神経細胞が感知して脳に情報を上げるのが視覚の原理です。このような理由によって、目の周囲には酸化酵素がたくさん存在します。

メタノールは血流に乗って全身を移動し、目の周囲に来た時に酸化酵素に出会う確率が大きくなります。すなわち、目の周囲にホルムアルデヒドやギ酸が優先して生じることになります。これが、メタノールで目がやられる仕組みなのです。

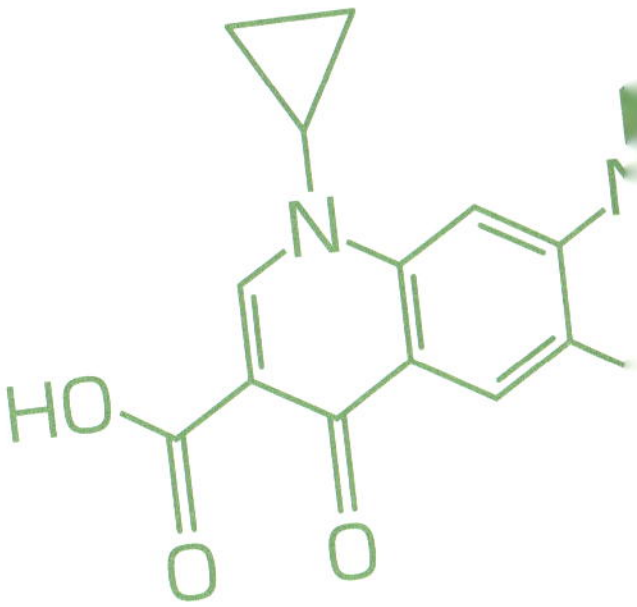


# Chapter.3

# 植物と動物の毒

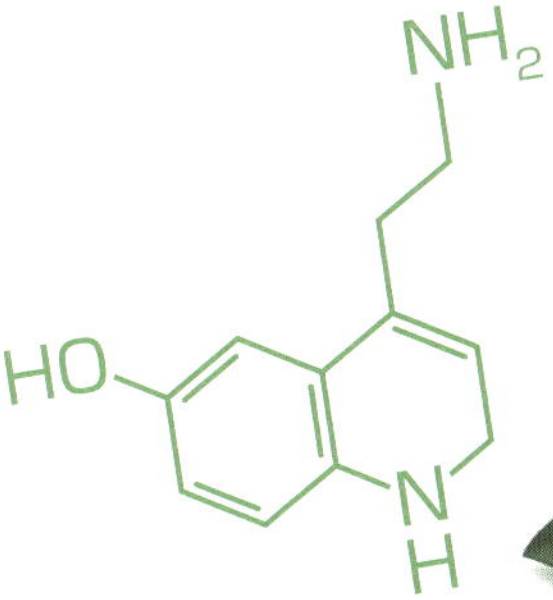


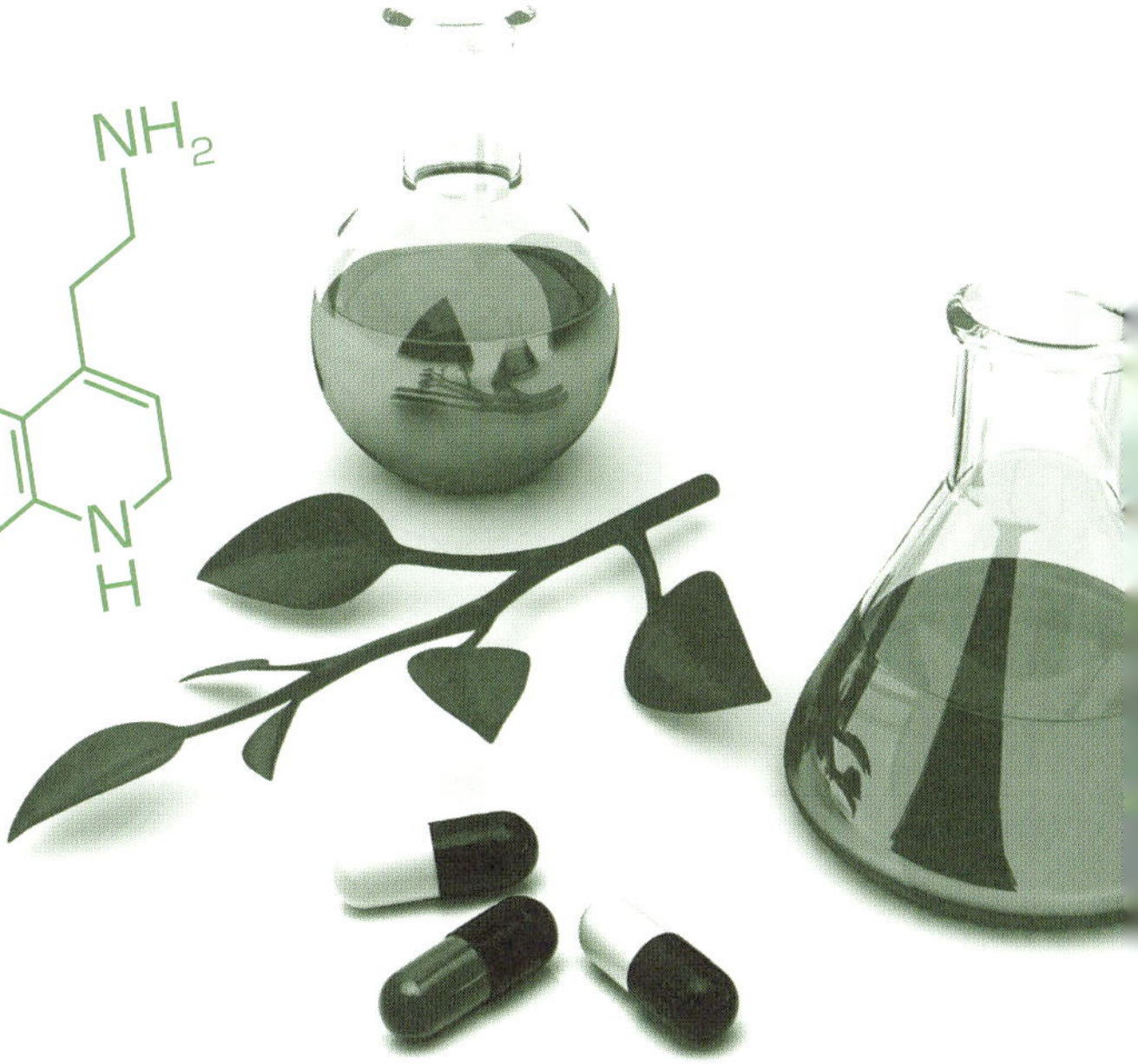

SECTION 09

# 草本類の毒

植物は野菜、穀物、根菜類として、重要な食料ですが、同時に毒の宝庫でもあります。ジャガイモの芽には命にかかわるような毒が入っています。まずは、草花に代表される草に含まれる毒を見てみましょう。

## トリカブト

日本における毒草の代表は、トリカブトです。高さ1m程の宿根草で、秋に咲く紫色の美しい花の形が昔の兜《かぶと》に似ていることから、トリカブトと

●トリカブト

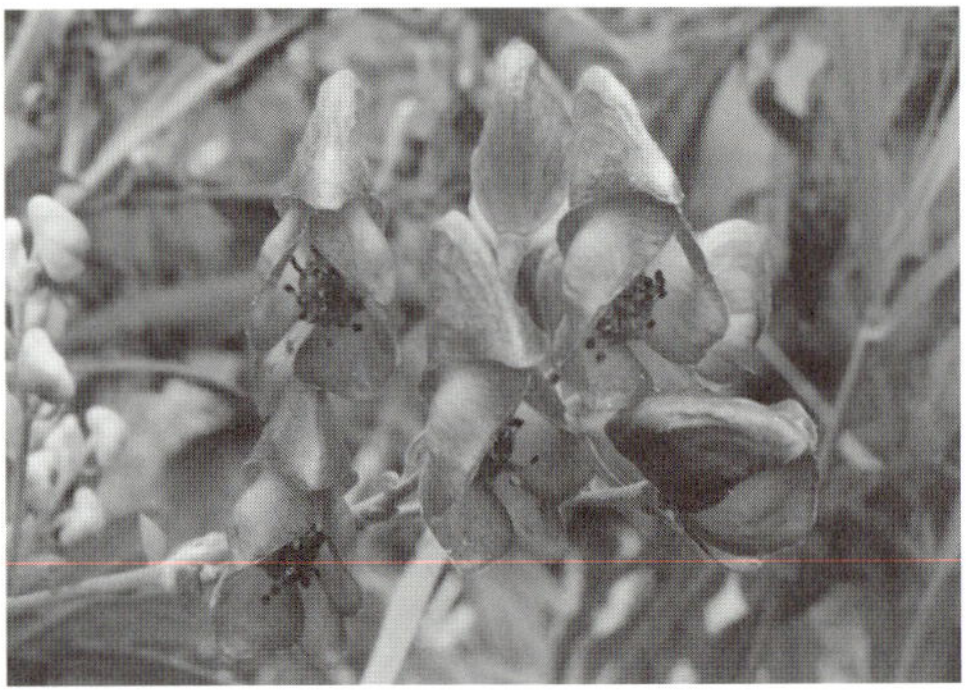

名付けられたいいます。トリカブトの根はショウガのような塊根《かいこん》で、毎年、親塊に小さな塊が付き、それが成長して行くので附子(ぶし、ぶす)ともいわれます。狂言の題名の「ぶす」はこれからとったものといいます。

トリカブトは、植物体の全ての部分に毒がありま す。トリカブトの毒はアコニチンと呼ばれる神経毒です。神経細胞の軸索にあるナトリウムチャネルを解放し、大量のナトリウムイオンを細胞内に入れることによって神経情報をかく乱させます。

摂取後20分ほどで症状が現れ、致死量以上を摂取していた場合には2時間ほどで死に至るといいます。有効な治療薬は無いので対症療法でその場をしのぐしかありません。

## ●アコニチン

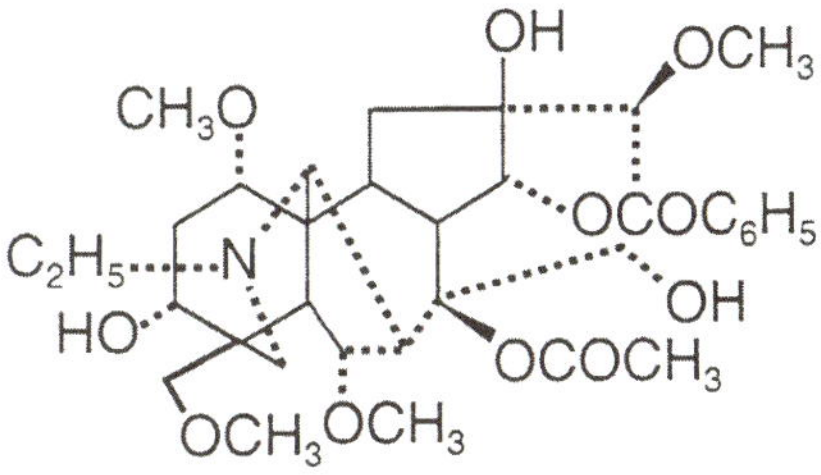


アコニチン

## ダチュラ

昔は朝鮮朝顔、キチガイナスビ、マンダラゲなどと呼ばれていました。その名前の通り、神経毒です。その一方、日本独自の麻酔術を開発した華岡青洲が麻酔薬の成分として用いたことでも有名です。最近は、トランペットフラワーなどとも呼ばれ、大きくて存在感のある花として園芸店の人気者です。

含んでいる毒成分はスコポラミンやアトロピンです。スコポラミンやアトロピンは共に、神経伝達物資であるアセチルコリンの作用を阻害する神経毒として知られています。すなわち、神経細胞の樹状突起にある神経伝達物質の受容体部分に結合し、神経伝達物質が結合するのを妨げるのです。同じ神経毒でありながら、反応機構的に反対の作用をするのが合成化学兵

●スコポラミンとアトロピン

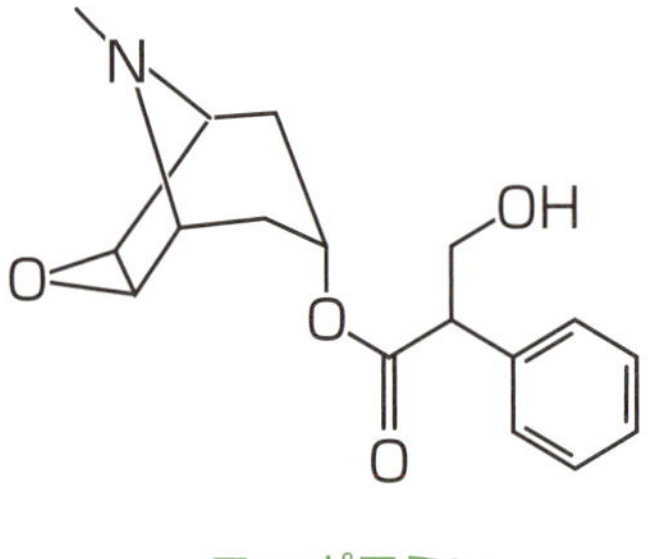


スコポラミン

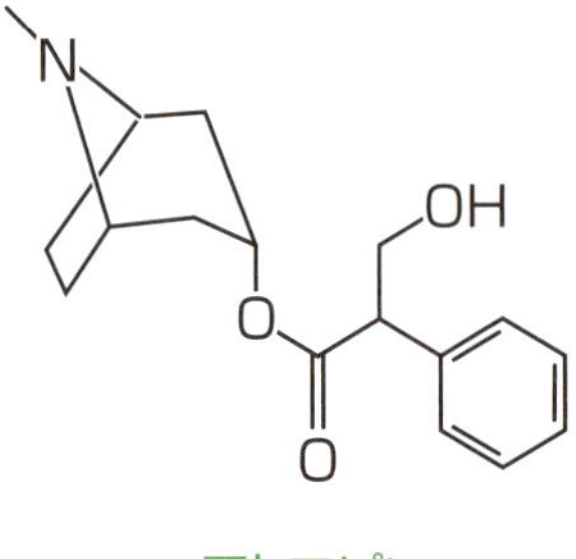


アトロピン

器のサリンやVXです。

## ヒガンバナ

ヒガンバナは球根で増えます。そのため、基本的に人間が意識的に植えつけないと繁殖しません。ヒガンバナが、田んぼのあぜ道に多く咲いているのはモグラよけに植えているといいます。モグラは、あぜ道に穴を開けて田んぼの水を流出させる害獣です。しかし、ヒガンバナを植えると毒を嫌って寄りつかないのです。墓地に多いのも同様です。大切な人の遺骸を動物に荒らされないための防御です。

ヒガンバナの毒素はリコリンです。リコリンの経口致死量は30㎎/kgです。体重60kgの人だと2g弱であり、それだけの量をヒガンバナの根から摂取するのは

●リコリン

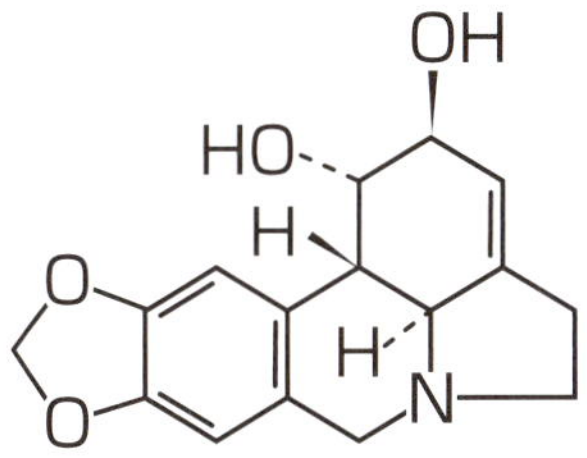


リコリン

かなり困難です。つまり、強毒とはいえません。

リコリンは水溶性なので、ヒガンバナの根を丹念にアク抜きをすれば食用にすることができます。そのため、昔は飢饉のときに食べる最後の食料、すなわち救荒作物としての意味もあったといいます。

## スズラン

清楚な花の代表ともいわれる花ですが、見かけと実際は大違いです。植物体全体にコンバラトキシンという毒を含んでいます。この毒を摂取すると、嘔吐、めまい、心不全、心臓麻痺など、主に心臓関係の症状を起こし、重症の場合は死に至ります。特に心臓に疾患のある人、心臓が弱っているご老人は注意が必要です。

以前、スズランを生けておいた花瓶の水を誤って飲んだ子供が命を落とした事故もあります。

●コンバラトキシン

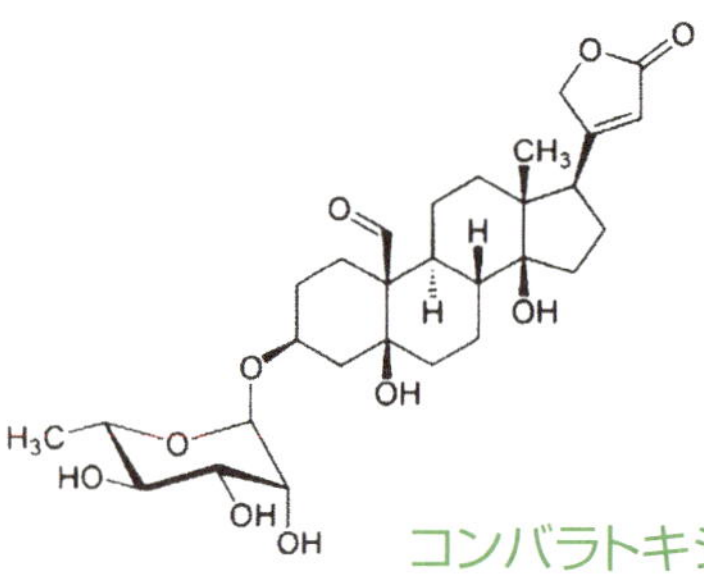


コンバラトキシン

## ドクニンジン

ドクニンジンは、ギリシアを代表する哲学者ソクラテスの処刑に使われた毒として有名です。ソクラテスの弟子であるプラトンが書いた「パイドン」によると、ソクラテスは弟子たちの見守る中で寝椅子に横になって刑吏から渡されたドクニンジンを飲んで息を引き取ったといいます。

ドクニンジンは、高さ1・5〜2・5mほどになる植物で、白くて小さい花が密集して咲きます。日本には自生していませんでしたが、最近は外来種として北海道で自生しているといいます。ドクニンジンの毒成分はコニインです。人に対する致死量は60〜150㎎であり、青酸カリより強毒です。消化管から吸収されやすいため、症状は急速に起こり、中毒を起こしてから30分〜1時間で死に至ります。

ただし、ドクニンジンは匂いが強いので、ジュースとして間違って飲むことは少ないかもしれませんが注意は必要です。

●コニイン

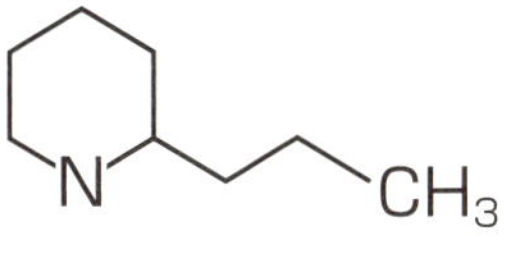

コニイン

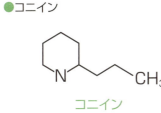

SECTION 10

# 木本類の毒

## トウゴマ

トウゴマにはリシンという毒が含まれます。リシンは植物毒の中で最強といわれる猛毒です。

トウゴマには多くの種類がありますが、いずれも美しい花をつけ、生け花にも使われます。種子は長径1㎝ほどのラグビーボール形でウズラの卵のような特徴的な模様があります。種子の重量の50～60％は油であり、それはヒマシ油と呼ばれて世界中で年間100万トンが生産されます。

猛毒のリシンはこのタネに含まれています。リ

●トウゴマ

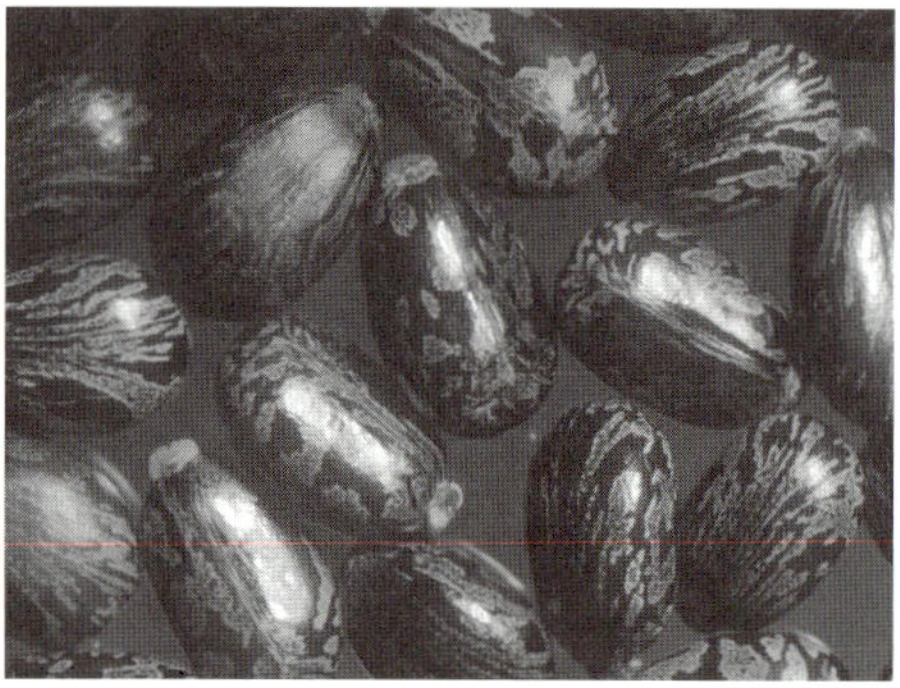

シンは細胞内に入ってＲＮＡを破壊し、細胞のタンパク質合成を阻害します。その結果、リシン１分子が細胞１個を殺してしまうといわれます。しかし、ヒマシ油を採るときには種子を加熱します。リシンは植物毒には珍しくタンパク質からできているので、加熱によって不可逆的に変化して無毒になります。そのため、ヒマシ油は無毒ということになっています。

## キョウチクトウ

キョウチクトウは、樹高３〜４ｍほどで根元から枝分かれする木であり、夏に赤や白の花をつけます。排ガスに強いので街路樹などに用いられています。

しかし、非常に強い毒性があるので注意が必要です。植物体全てに毒があるだけでなく、周辺の土壌にまで毒性が広がります。生木を燃した煙にも

●キョウチクトウ

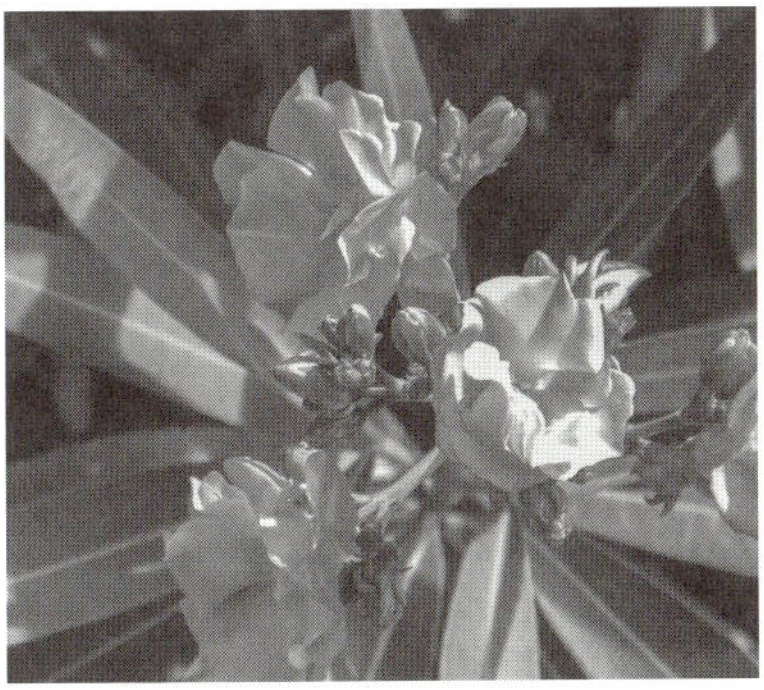

毒があり、腐葉土にしても1年間は毒性が残るといいます。キョウチクトウの枝をバーベキューの串にして、死亡事故が発生した例もあります。

まさしく煮ても焼いても食えない毒植物です。毒成分は、オレアンドリンであり、$LD_{50}$は、0・3㎎/㎏なので、青酸カリの10㎎/㎏よりはるかに強毒です。

## イチイ

イチイというのは針葉樹の一種であり、赤い小さな実をつけます。木質が硬く美しいので、彫刻の素材によく用いられますが、植物体、特に種子に毒を含みます。毒はタキシンであり、これは生物由来の毒の英語の一般名であるトキシンの語源になったといいます。このようにイチイの毒性は、ヨーロッパでは有名ですが、日本ではあまり知られていないようです。タキシンは強烈な苦味があるので、タキ

●タキシン

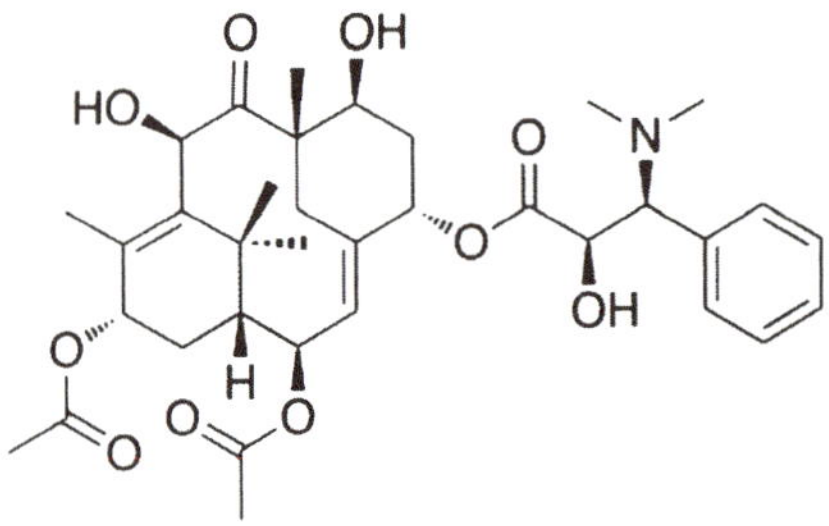

タキシン

シンを含む葉や実を大量に食べるということが困難だったこともあるのかもしれません。

タキシンを摂取すると嘔吐、下痢、痙攣を起こし、呼吸又は循環障害により死に至る場合があるといいます。

## 樒(シキミ)

植物体全体に毒を持つため、「悪しき実」という意味から「シキミ」という名前が付けられたといいます。山地に生え、高さ20mに達する大木になります。しかし、全体が有毒なため、シカなどの食害を免れ、林となることもあります。秋に熟する果実は、8~12個の袋果が星型に並びます。

シキミの毒物は、主にアニサチンであり、特

●アニサチン

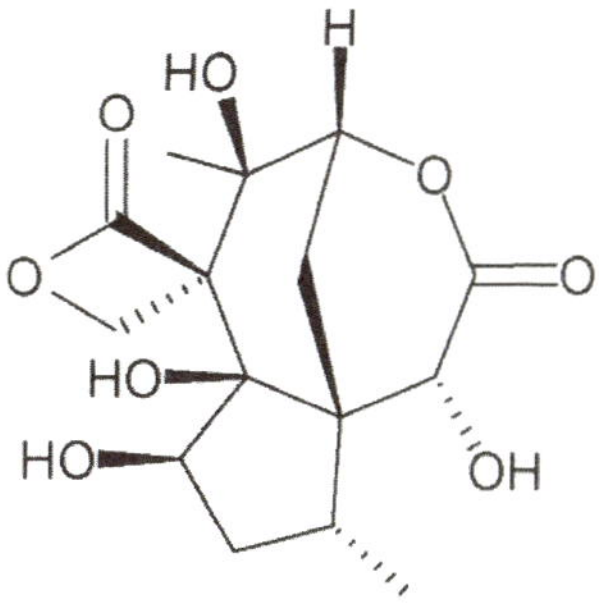


アニサチン

に種子に多いです。これを摂取すると嘔吐、痙攣、呼吸障害、昏睡となり、最悪の場合は死に至ることもあります。

## ドクウツギ

ウツギという植物に似ていますが毒を持つのでこのように呼ばれます。イチロベーゴロシという物騒な別名を持ちます。川岸や山の斜面など、日当たりの良いところに生え、下からよく枝分かれし、高さ1・5m程になります。

植物体全木に即効性の毒であるコリアミルチンを含みます。果実は熟すと甘いといいますが、最も毒成分が多いです。コリアミルチンは、中枢神経の興奮作用、嘔吐、痙攣、呼吸マヒを起こすといわれています。

●コリアミルチン

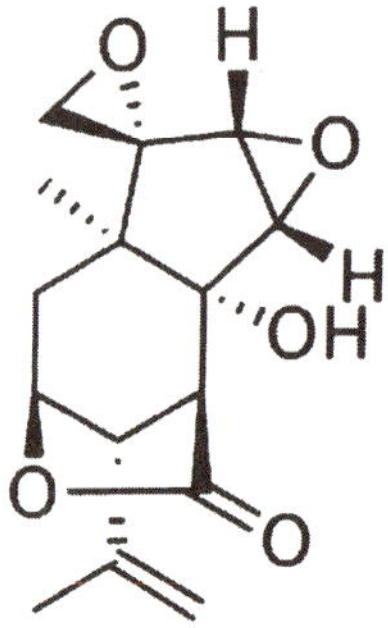


コリアミルチン

SECTION 11

# 菌類の毒

キノコには、マツタケ、シイタケ、シメジなど美味しいことで知られたキノコがある反面、毒性で知られたものもあります。

キノコの種類は、日本産のものだけで４０００種以上ともいわれます。そのうち学名のついているものは三分の一であり、三分の一は毒キノコです。そのため、昔から「縦に裂けるキノコは安全」「銀のカンザシを刺して色の変わらないキノコは安全」というような毒キノコを判別する方法がありますが、残念ながらこれらは全てウソです。

ところが、キノコの毒は保存方法によって無毒化することがあるようです。そのため、地元の人に聞いた意見も参考にはできないことがあります。

食用になるとは、秋に採ったキノコを冬の間塩漬けにし、春先になってから水に漬けて塩分を抜く「塩出し」をすれば食べれるようになるという意味のことがあります。

それを何も知らない人が、採ったままのキノコを食べたら、何が起こっても不思議ではありません。有名な毒キノコをとして次のキノコがあります。

## カエンタケ

以前はあまり見かけないキノコでしたが、最近は、住宅地の近くでも見かけられるようになった毒キノコです。〝火炎タケ〟という激しい名前の通り、炎のような形であり、また赤い指のようにも見える不気味なキノコです。

その姿形から、食べる人はいないと思いますが、食べなくても毒性があります。すなわち触っただけでも皮膚が炎症を起こして痛くなるのです。もちろん食べた

●カエンタケ

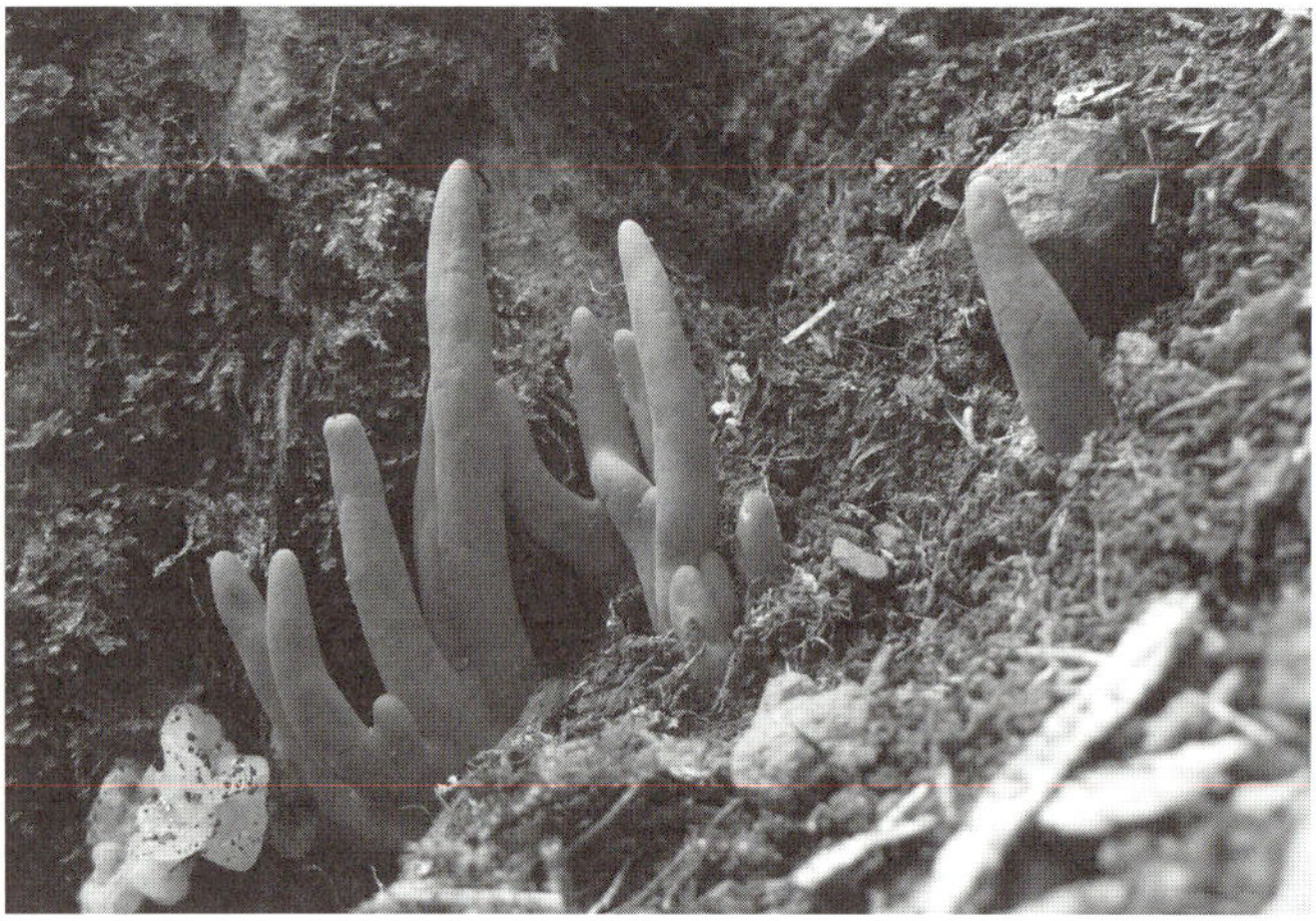

ら最悪の場合は死に至ります。致死量は、3gといわれます
毒は、カビ毒(マイコトキシン)の一種であるトリコテセン類です。摂取すると内臓全般に症状が現れ、幸いに治癒したとしても小脳萎縮などによる運動障害などの後遺症が出ます。見かけたら早急に排除することが必要なキノコです。

## ドクツルタケ

ドクツルタケは、ヨーロッパでは「破壊の天使」と呼ばれる毒キノコです。同じように猛毒のタマゴテングタケやシロタマゴテングタケとともに「猛毒キノコの御三家」といわれていますが、誤って食べることがあるそうです。

致死量は約8gで、摂取すると6〜24時間で腹痛、嘔吐、下痢が起こりますが、

●ドクツルタケ

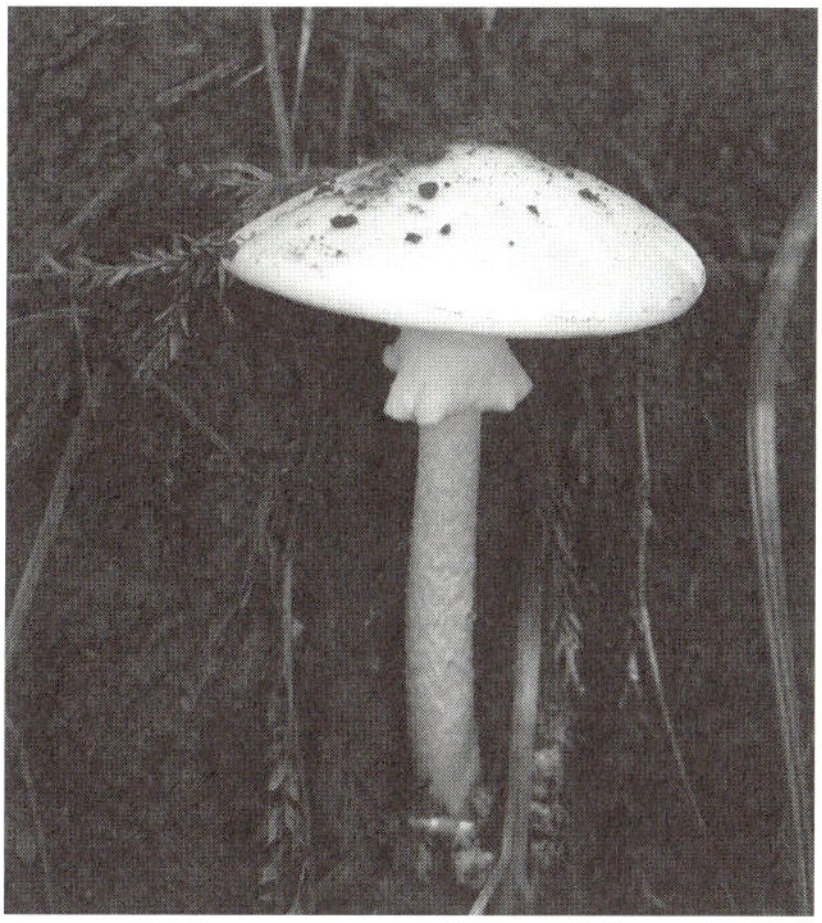

この症状は一時的なものであり、1日ほどで治まります。しかし、その後も内臓に害を与え続け、その1週間後くらいには、黄疸、肝臓肥大や胃腸からの出血などが現れます。したがって早急に胃洗浄や血液透析などの適切な処置を施さなければ確実に死に至ります。毒成分はいろいろありますが、主成分はα-アマニチンです。

## ニガクリタケ

ほぼ1年中見ることのできる小型のキノコです。食用のクリタケに似ていますが生の時は苦味があるといいます。ところが加熱すると苦味は無くなるので、クリタケと間違って食べてしまい、中毒事故が多発しています。

このキノコの毒は、他のキノコと同じように、低分子量(小さい)の化学物質であり、細菌でもタンパク質でもありません。したがって、煮ようと焼こうと毒分子は変化しないのです。そのため、このキノコの中毒では死亡例がたくさんあります。

症状は、食後3時間程度で現れ、腹痛、嘔吐が起こり、重症の場合は脱水症状、痙攣、神経麻痺、肝障害などによって死に至ります。ところが、この毒キノコを毒抜きをして食べる習慣の地域もあるそうですが、このキノコの致死性の毒の構造は、まだ明らかになっていません。

## スギヒラタケ

このキノコは、かつては食用キノコとされていました。ところが2004年秋、腎機能障害を持つ人が摂食して、急性脳症を発症する事例が相次いで報告されたことから、毒性が明らかになりました。そのため、このキノコの毒性が明らかになると、急に患者の数が増えだし、同年中に東北・北陸9県で59人が発症し、うち17人が死亡しました。原因は不明です。

発症者の中には、腎臓病の病歴がない人も

●スギヒラタケ

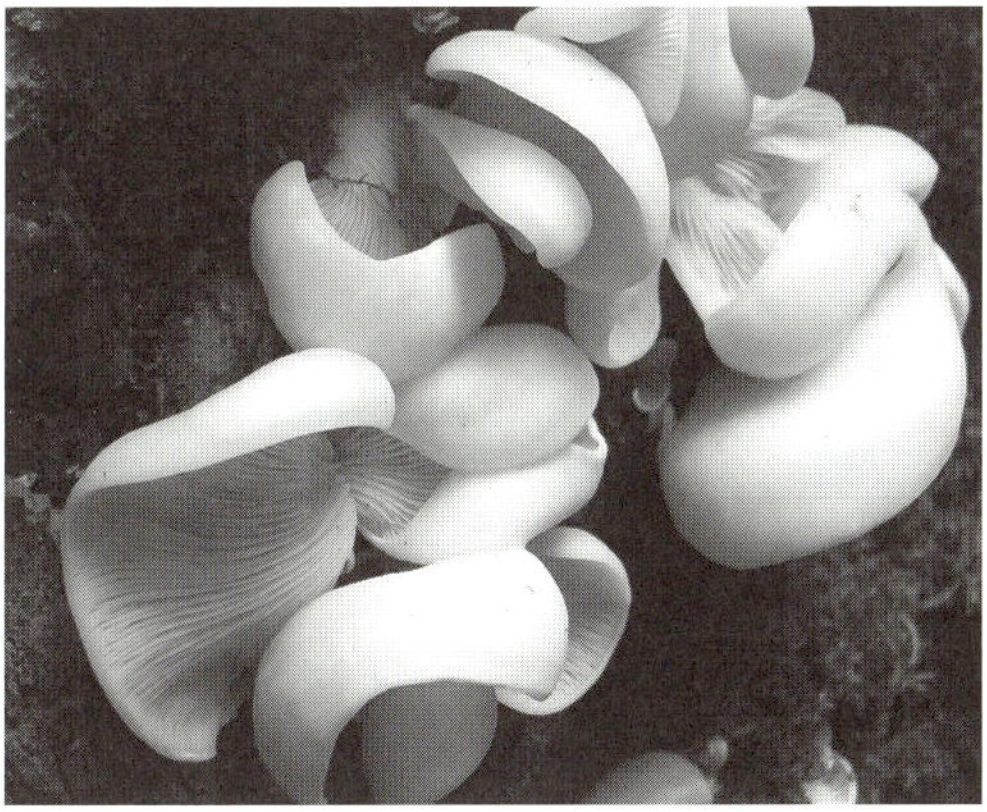

含まれているため、政府では原因の究明が進むまで、腎臓病の既往歴がない場合でも本種の摂食を控えるように呼びかけています。

## カビ毒

カビには多くの種類があり、中にはペニシリンやストレプトマイシンなどの抗生物質を分泌するカビもありますが、毒物を分泌するカビもあります。そのようなものとして有名なのがアフラトキシンです。

これはピーナッツバターなどにつくカビが分泌するものとしてよく知られています。このカビの恐ろしさは下痢や腹痛といった一過性の毒ではなく、有機物の中で最高といわれる発ガン性の高さです。間違っても口にしないことが必要です。

●アフラトキシン

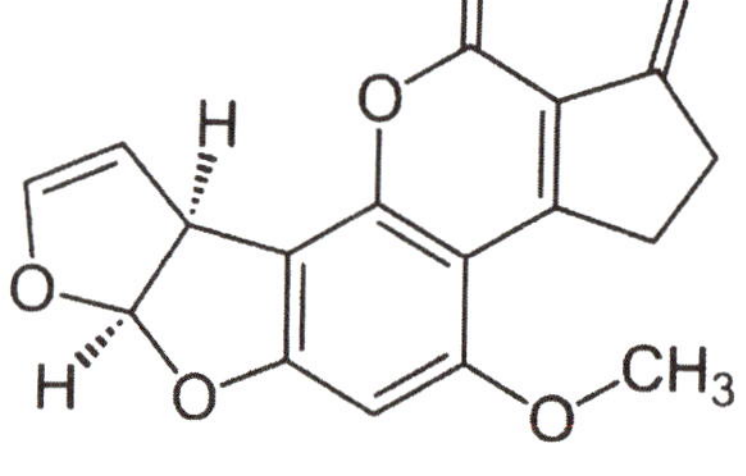

アフラトキシン

SECTION 12

# 魚介類の毒

毒はどこにでもあるもので、動物などの生物の多くには毒を持つものがあります。植物の毒は捕食者から身を護るためですが、動物の場合には積極的に敵やエサを攻撃する目的の毒もあるのです。

魚介類には、毒を持つものがとくに多いです。ただし、その毒は、その動物自身が体内で作るものとは限らず、プランクトンなどの小動物が作った毒を食物連鎖によって濃縮し、体内に保持していることがあるのです。このようなことから魚介類の毒は生息場所、時期によって毒の量が大きく変動することがあります。

## フグ毒

魚介類で有名な毒は、フグの持つテトロドトキシンです。この名前はテトラ（4）＋

アド（歯）＋トキシン（生物毒）から来たもので、フグが4枚の大きく鋭い歯を持つことに由来します。

フグ自身が、この毒を作るのではなく、紅藻類の作ったものを食物連鎖で体内に蓄積したものといわれています。そのため、天然のエサを摂らない養殖フグは無毒であるといわれていますが、養殖フグの群れの中に天然フグを入れると養殖フグが毒化することから、天然フグは、体内にテトロドトキシンを生産する菌を持っており、それが養殖フグに移動するという説もあります。

●テトロドトキシン

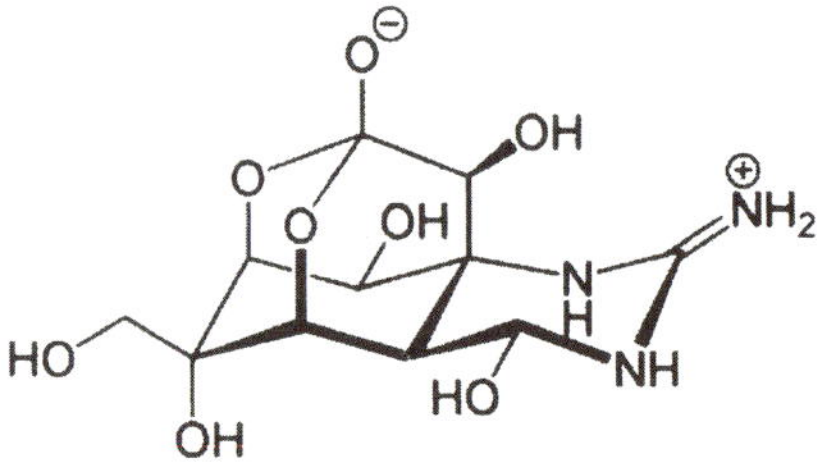

テトロドトキシン

テトロドトキシンは、青酸カリの1000倍ほども強い猛毒ですが、鎮痛効果もあり、鎮痛剤としても使われています。テトロドトキシンは神経毒で、神経細胞のナトリウムチャネルを閉鎖することによって神経の情報伝達を阻害します。この働きは、トリカブトの毒のアコニチンに拮抗するものです。

能登半島では、猛毒の「トラフグの卵巣」を食べます。この地方では、卵巣を半年以上塩漬けにし、その後、塩出しをして、ぬかに半年以上漬けます。するとフグ毒のテトロドトキシンが分解されて無毒化されるといいます。この科学的な反応機構は、いまだ未解明のようです。

## ヒョウモンダコ

地球温暖化の影響によるものか、最近は、日本近海の水温が上がり、その影響で以前には生息しなかった海洋生物が日本近海に現れるようになりました。その一つがヒョウモンダコです。これは、体長9㎝ほどの小さいタコで、興奮すると体表に青い豹柄の模様がでるので、このように呼ばれています。

性質が荒く、触れると噛みつかれます。すると、唾液に含まれるテトロドトキシンが被害者の体内に入

●セロトニンとドーパミン

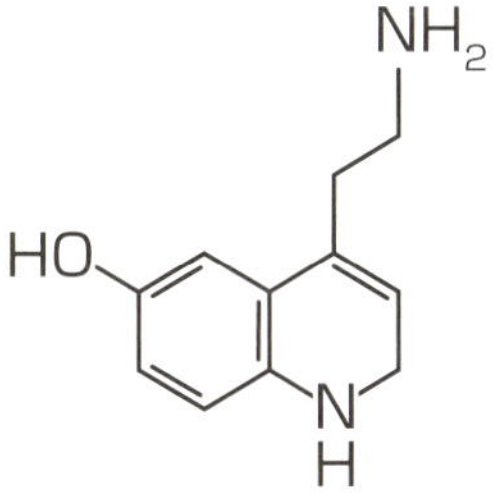


セロトニン

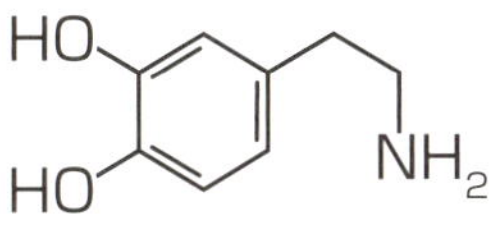


ドーパミン

り、フグ中毒と同じことになって命を落とす危険性があります。ヒョウモンダコには、テトロドトキシンの他にセロトニンやドーパミンという人間の脳内神経伝達物質も含まれており、これらが総合して被害者の神経伝達系を阻害するのです。海岸で見つけたら、触れないように注意しなければなりません。

## サンゴ礁の毒

サンゴ礁に住む魚は、猛毒を持つことがあります。しかし、その毒性は季節によって異なります。それは、この毒が魚によって作られるものではなく、食物連鎖によって魚の体内に溜められるからです。

そのような毒として有名なのがパリトキシンです。これはサンゴ礁に住むイワスナギンチャクというイソギンチャクから発見された毒物で、現在では、アオブダイの毒としても知られています。

パリトキシンが有名なのは、その毒性もありますが、もう一つは、その分子構造の複雑さです。このような構造を決定するだけでも大変な努力を要しますが、それを実験的に合成したというから驚きます。これは人類が作った最も複雑な天然物といわれます。

パリトキシンが体内に入ると筋肉が融解することによる激しい痛み、黒褐色の排尿、歩行困難、呼吸困難となって最悪の場合、死に至ります。最近では、海水温度の上昇によって、関東地方の沿岸に住む石鯛にも入ってることがあるといいます。

## クラゲの毒

クラゲは、半透明で優雅に泳ぐ姿から、最近では癒し系の動物として人気があります。しかし、クラゲの中には猛毒を持つ

●パリトキシン

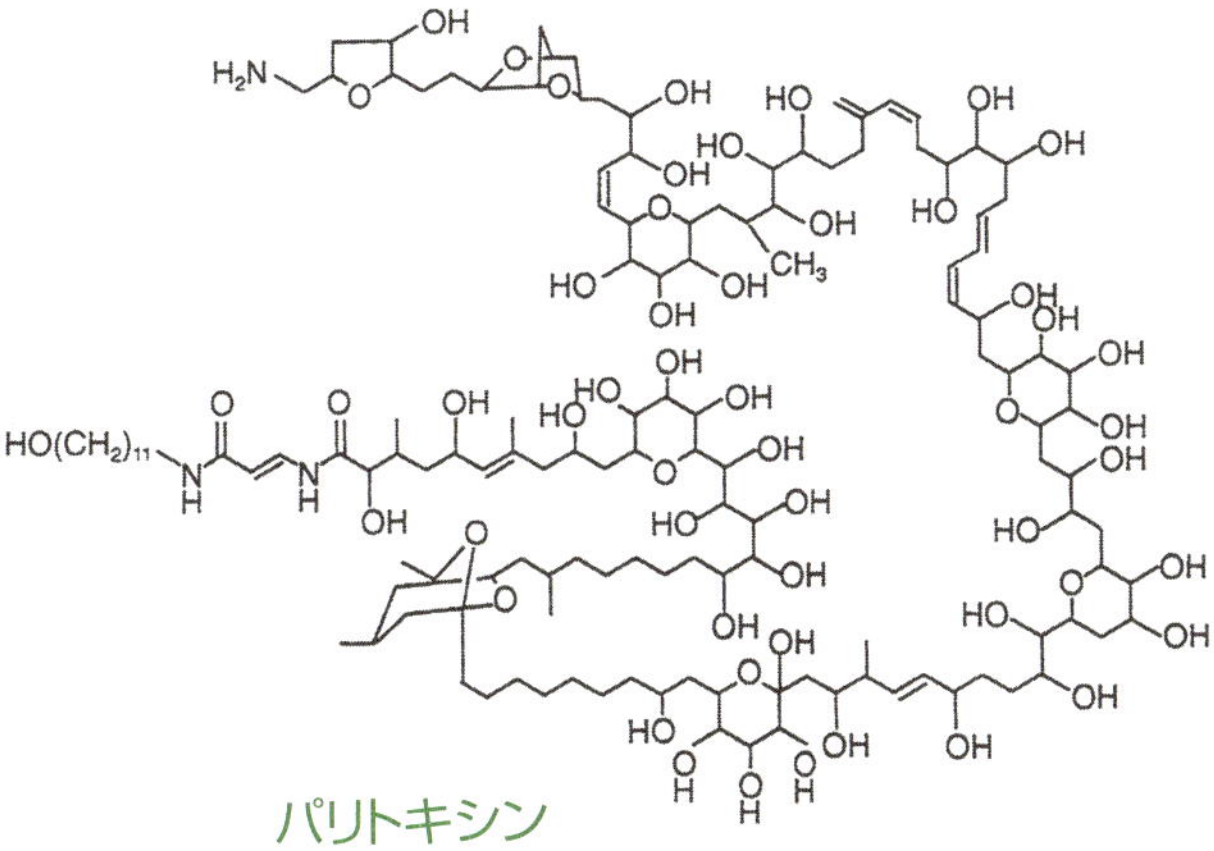


パリトキシン

ものがあります。

クラゲの触手には、刺胞細胞という特殊な細胞があり、外的な刺激を受けると細胞の内圧は150気圧にもなり、この圧力によって刺糸と呼ばれる棘を発射します。この棘に毒素が含まれているのですが、この毒はタンパク質の一種であり、分解しやすいため、まだ構造が特定されたものはありません。

●カツオノエボシ

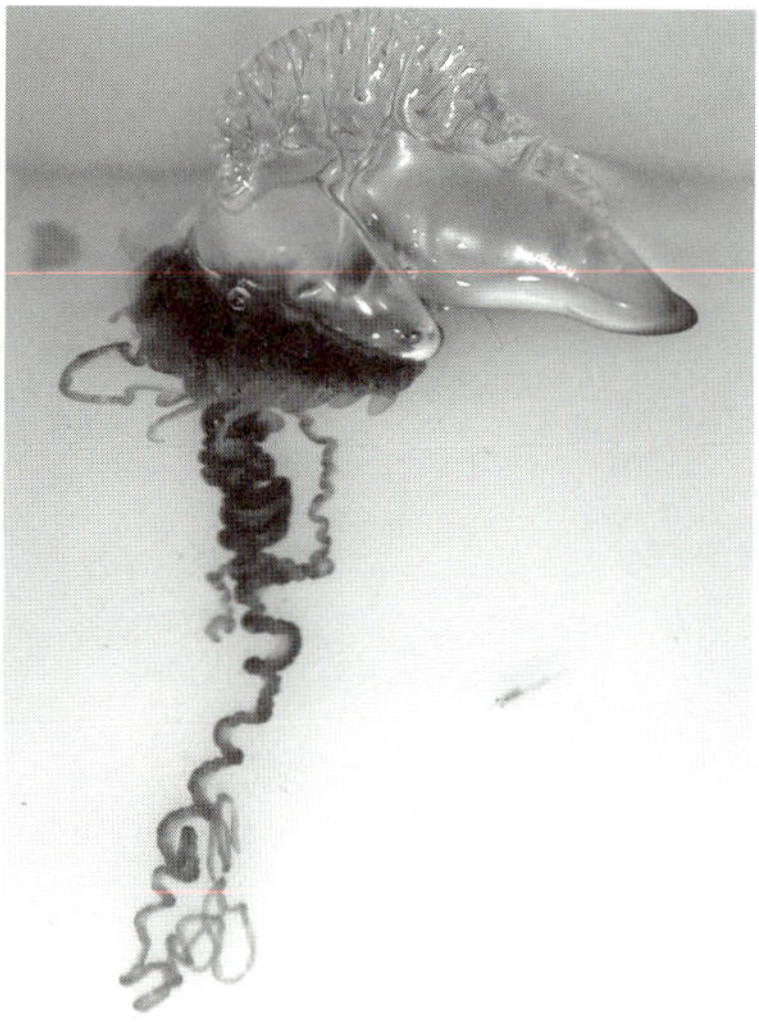

日本で有名なのは、カツオノエボシです。これは、傘の直系が10㎝ほどで小さいですが、触手の長さは平均で10m、長いものでは50mに達するといわれています。触手に触れると激しい痛みを感じ、ミミズ腫れができ、痛みは数日間続くこともあります。また、二回目に刺されたときには、アナフラキシーショックを起こして、重篤な場合には、死に至ることもありますので注意が必要です。

世界的に猛毒クラゲとして知られるのは、オーストラリア海域に生息するキロネックスです。これは傘の高さ40㎝、触手の長さ４ｍになる大型のクラゲで、刺されるとあまりの痛さにショックを起こして溺死することがあります。陸に上がっても刺された箇所が壊死したり、視力低下、呼吸困難、心停止などとなり、1～10分ほどで死に至るといいます。

## イモガイの毒

現在、医学、薬学の分野から注目されているイモガイという貝があります。これは形がサトイモに似ているのでこのような名前が付いたのですが、タカラガイの仲間です。イモガイの種類は、約５００種類あるといわれており、全てが肉食で獲物を仕留めるために毒を使います。イモガイの歯舌は進化して銛《もり》状になっており、これを獲物に向けて飛ばして毒を注入します。この銛は強烈であり、ウエットスーツを貫通することがあるといいます。

イモガイの中で最も毒性の強いのは、アンボイナガイです。沖縄ではハブ貝と呼ばれます。ハブのように強毒という意味です。アンボイナガイ1個で30人分の致死量に相当する毒性があるといいます。

イモガイが医学、薬学分野から注目されるのはまさしく、その毒性です。毒は薬でもあると説明しましたが、イモガイに含まれる毒は1種類ではなく、数十種類、もしかしたら100種類を超えるともいわれています。その多くは未だ構造が不明ですが、生理作用が明らかになったら何十種類もの新規医薬品が開拓されることになるといわれています。

●アンボイナガイ

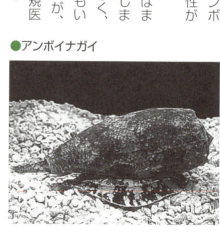

イモガイから見つかったジコノタイドという成分は、モルヒネの1000倍という強力な鎮痛作用があり、2004年にアメリカで医薬品として承認されています。現在、研究中のものには、アルツハイマー、パーキンソン病、テンカンなど現代医学で治療困難とされる疾病に効果がありそうな成分があるといいます。イモガイは薬物の宝庫なのです。

SECTION 13

# 哺乳類・鳥類の毒

## 哺乳類

かつて哺乳類に毒を持つものはいないのではないかと思われていました。しかし、最近になって何種類かの哺乳類に毒を持つことが明らかとなりました。

哺乳類で毒を持つ種類は非常に少ないです。現在のところ、毒を持つことがわかっている哺乳類は次のようなものがあります。

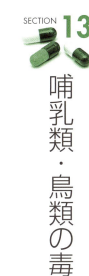

## カモノハシ

カモノハシは、哺乳類の中でも異端です。つまり外見上、鳥のようなくちばしを持っているだけでなく、卵を産みます。その卵からかえった赤ちゃんが乳を飲むというのです。

カモノハシは、毒を持つのはオスだけであり、その毒は蹴爪にあります。この毒は犬のような小動物を殺すことはできますが、人には充分ではなく、死亡例の報告はありません。しかし、痛みは強く、数日から数カ月持続することがあるといいます。

## トガリネズミ

トガリネズミは、体長10㎝ほどの小型のネズミですが、エネルギーを貯蔵する機構が無いため、常時エサを食べ続けなければならず、エサが無くなれば数時間で餓死するという過酷な運命を背負っている動物です。

●カモノハシ

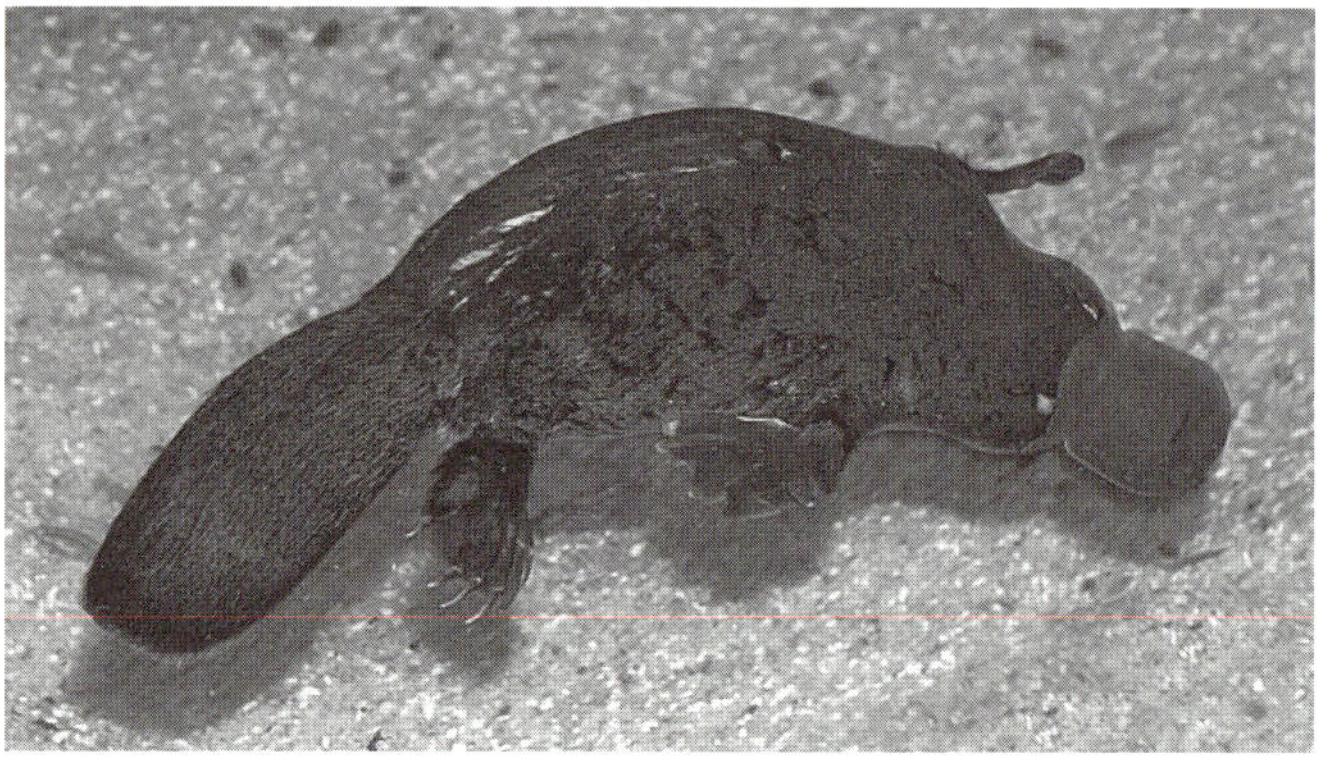

©Stefan Kraft

トガリネズミの毒は唾液にあり、これを相手に注入して麻痺したところを捕食するのです。毒の成分はタンパク質であり、その構造は未だ明らかになっていません。

## スローロリス

スローロリスは、体長30～40㎝の小型のサルです。この毒(前駆体)は、肘の内側にある毒線から分泌されます。しかし、分泌されたばかりの毒前駆体は、実は、まだ毒にはなっておらず、スローロリスは、この毒を舐めて唾液を混ぜ、全身に塗る(グルーミング)のです。そうすると、毒前駆体と唾液が混じって毒になるのです。しかし、この毒は弱いものであり、敵をひるませる程度ということです。

●スローロリス

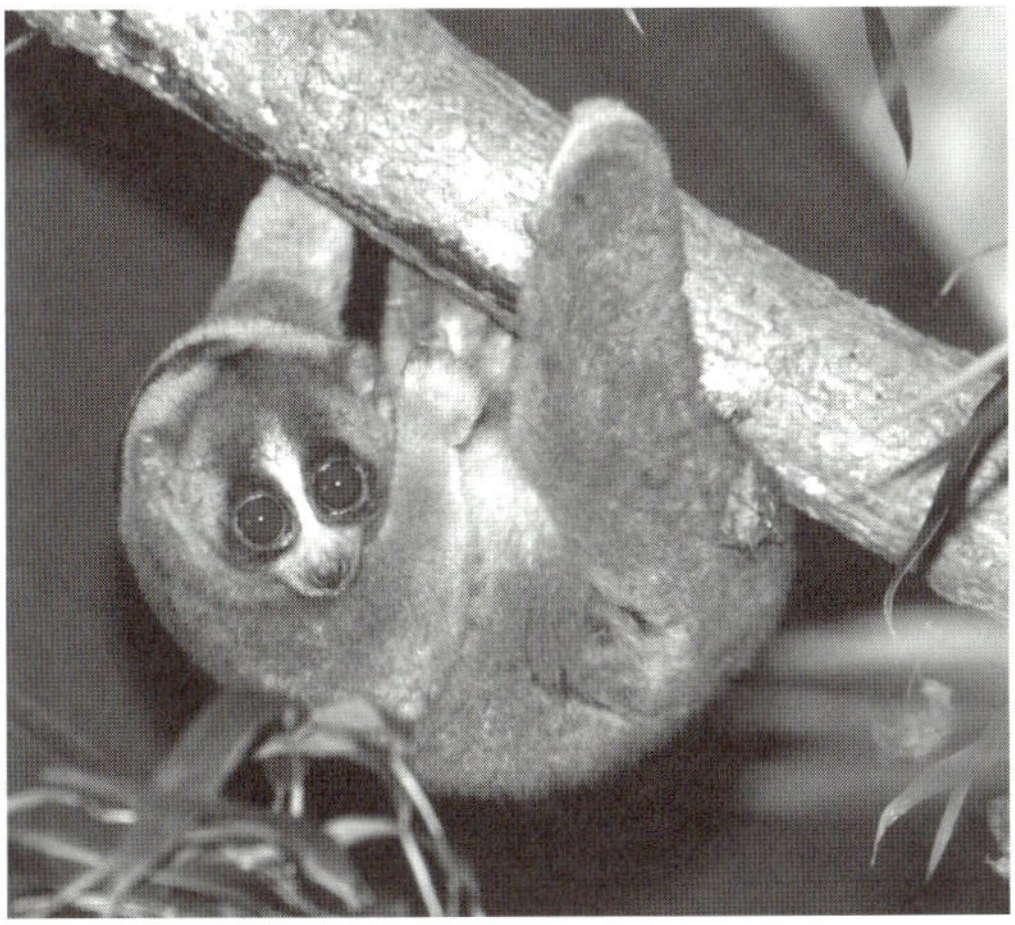

## 鳥類

中国の古典によれば、昔、中国には猛毒を持つ鳥、チンがいたといいます。大きさは、ツルほどであり、毒ヘビを常食していたといいます。チンの毒は、肉だけでなく羽にもあり、その羽を酒に漬して暗殺に用いたとされています。

チンは、実際に目撃された例は無く、長い間、伝説と思われていました。ところが1990年に、ニューギニアで毒を持つ鳥が3種類同時に発見されました。というのは、この鳥類の発見は、過去に遡るのですが、毒を持つということがわからなかったのです。それが偶然、一種類が毒を持つことがわかったので、他も調べてみたところ、やはり毒を持っていたというわけです。

その種類はズグロモリモズ、カワリモリモズ、サビイロモリモズであり、全てモズの種類です。大型で体長60〜80㎝になるといいますので、もしかしたらチンなのかもしれません。毒は、ホモバトロコトキシンであり、ヤドクガエルの持つ猛毒、バトラコトキシンに似た物質です。毒は主に皮膚と羽毛にあるといいます。

SECTION 14

# 爬虫類の毒

## 毒ヘビ

毒ヘビというと日本には、マムシやハブがいますが、世界ではコブラ、ガラガラヘビなどが有名です。また、海に棲むウミヘビの毒も猛毒として知られています。ヘビ類の毒は、全てタンパク質です。タンパク質はアミノ酸という単位分子が特定の順序で何百個も結合した巨大分子であり、一般に高分子といいます。

高分子として有名なのはポリエチレンやペット(PET)ですが、ポリエチレンを構成する単位分子は、1種類であり、ペットの場合は2種類です。それに対して、タンパク質を構成するアミノ酸は人間の場合、20種類なので、ポリエチレンやペットに比べれば複雑といえますが、先に見たパリトキシンの複雑な構造に比べればオモチャのようなものです。

## タンパク質の立体構造

しかしそれは、アミノ酸の結合順序をみた場合で、タンパク質では、アミノ酸が結合した長い毛糸のような分子が、折りたたまれています。これをタンパク質の立体構造といいますが、この複雑さが並ではありません。立体構造、折りたたまれ方が少しでも違えば、タンパク質として用をなさないのです。

狂牛病の原因のプリオンタンパクが典型的な例です。プリオンタンパクは、正常な折りたたまれ方をしていれば、生体に有用なタンパク質ですが、折りたたまれ方が変になると狂牛病の原因になるのです。

この立体構造は、温度、酸、アルコールなどさまざまな要素によって影響を受け、不可逆的に変化します。これをタンパク質の変性といいます。ゆで卵が二度と生の卵に還らないのがいい例です。マムシ酒では、マムシの毒タンパクがアルコールによって不可逆的に変性しています。これはタンパク毒だから起こることであり、フグ毒やトリカブト毒では決して起こりません。

## 神経毒と出血毒

毒ヘビの毒は、主に2種類あります。神経伝達を阻害する「神経毒」と、筋肉を壊死させる「出血毒」です。コブラは神経毒の代表であり、ウミヘビもそうです。これは神経に対して作用するので、痛みはそれほどありませんが、ゆっくりと神経に作用して死に至ります。

それに対して出血毒の場合には、患部が腫れあがり、筋肉が壊死するので激しい痛みがあります。マムシ、ハブ、ヤマカガシなど、日本の毒ヘビは全て出血毒です。ヘビの体重当たりでいえばマムシが強毒ですが、一匹当たりの体重はハブ

●ハブ

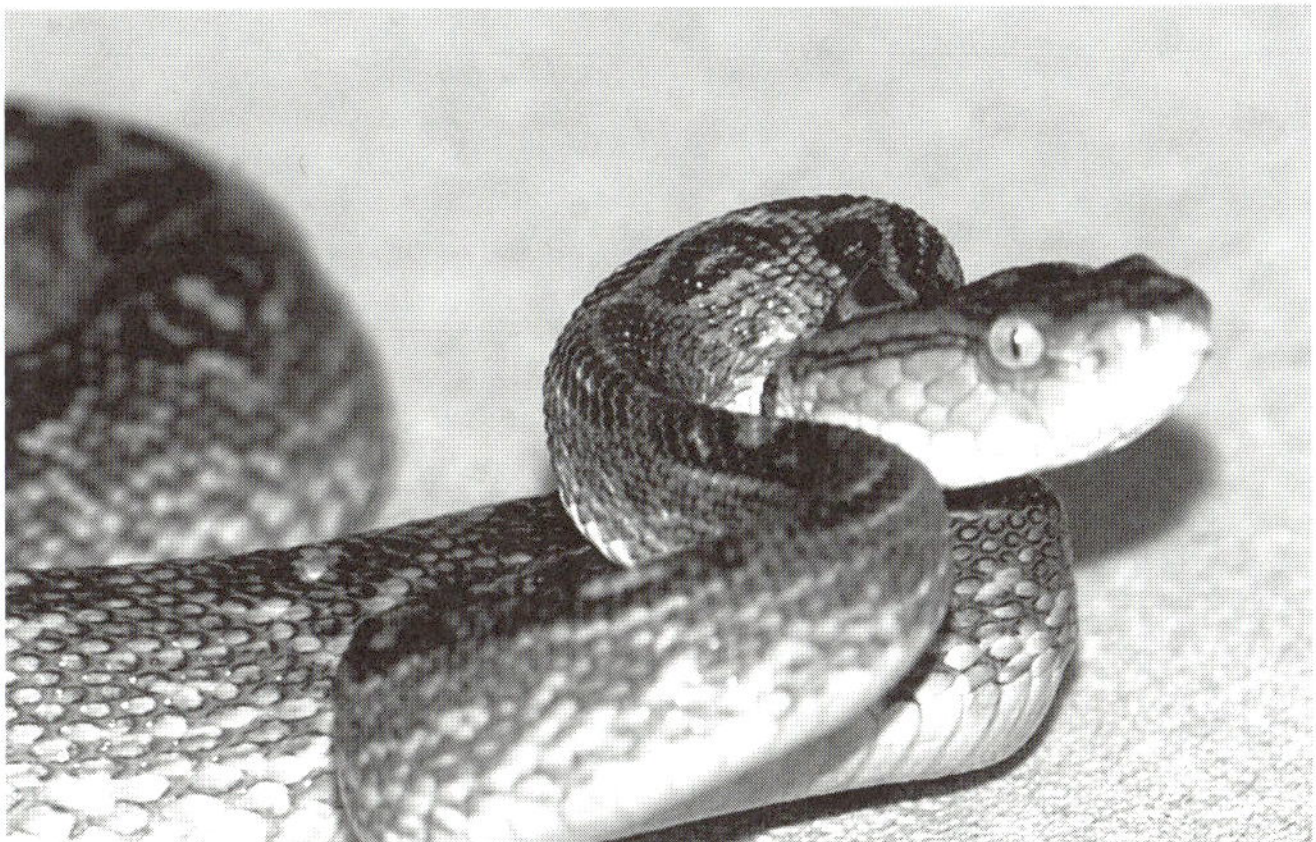

のほうが大きいので、致死的な害になるのはハブのほうです。アメリカに棲むガラガラヘビや、毒性の強いことで有名なクサリヘビも出血毒を持ちます。

エジプトの女王クレオパトラは、自分をヘビに噛ませて自殺したことになっていますが、コブラだったのか、クサリヘビだったのかが議論になることがあります。明らかなことはわかっていませんが、クレオパトラは奴隷を使って毒の研究を行っていたといわれています。

●コブラ

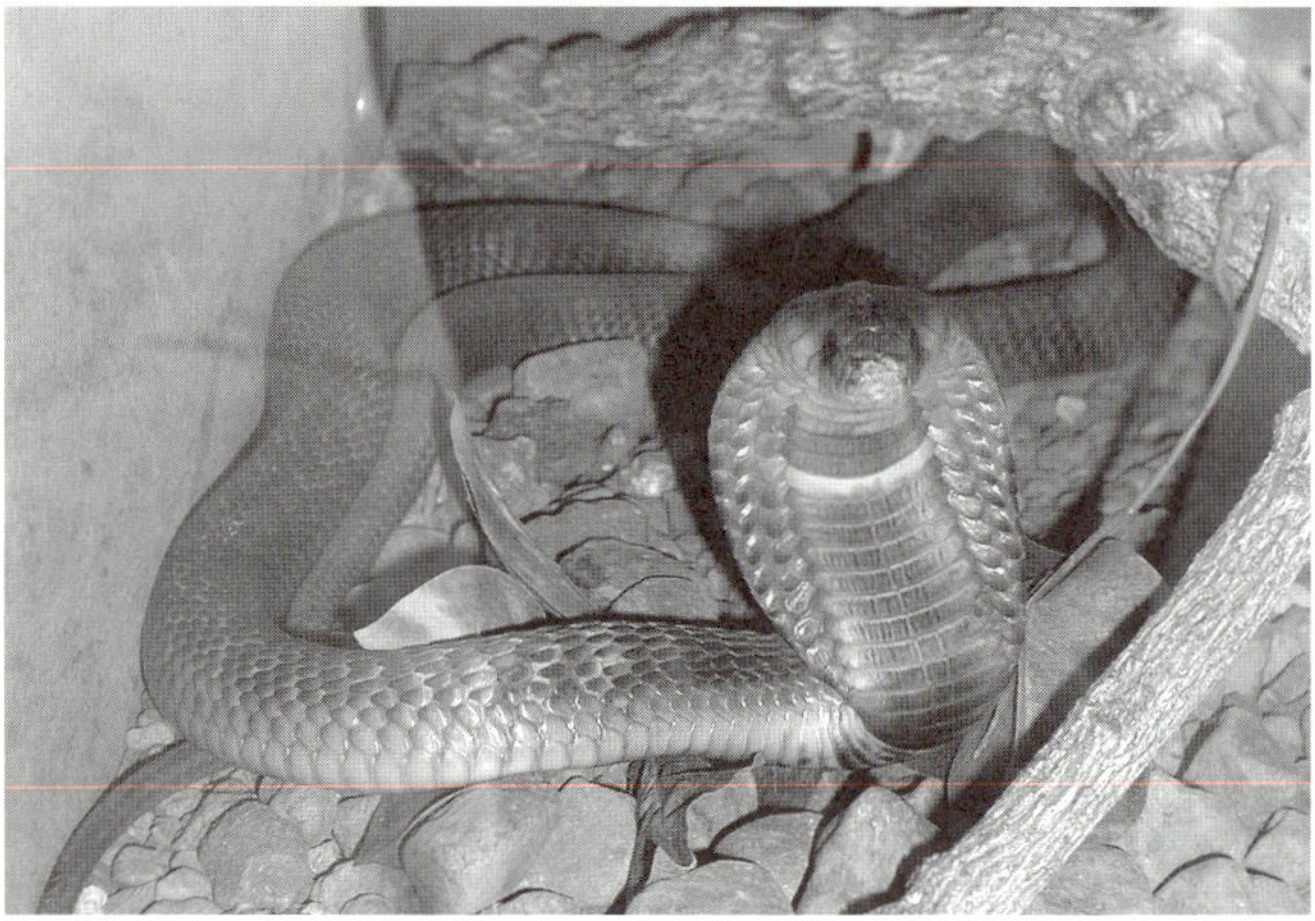

SECTION 15

# 両生類・昆虫類の毒

## ヒキガエル

カエルの毒には猛毒があり、可愛いからといってなめてはいけません。

一般にガマガエルといわれる大型のカエルですが、後頭部にある耳線から毒液を噴出します。そのほかに体表にあるイボイボからも白く粘稠な毒液を分泌します。この毒で害虫を排除しているといいます。

成分はブフォトキシンですが、漢方薬ではこれをセンソと呼んで強心剤として利用しています。

●ブフォトキシン

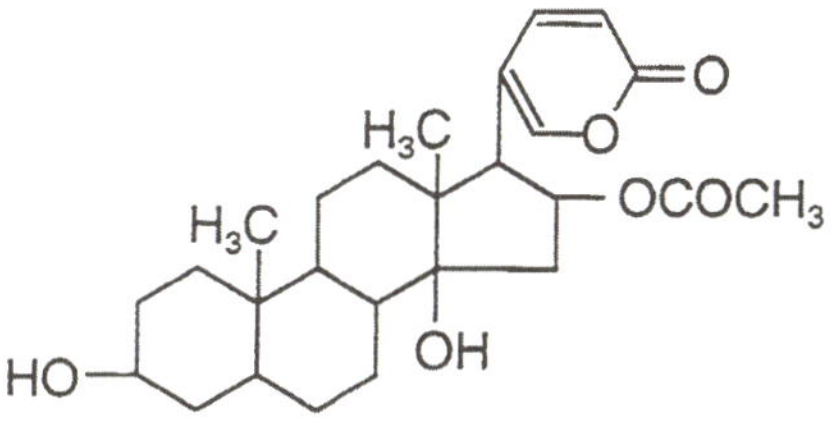


ブフォトキシン

## ヤドクガエル

矢毒というのは狩猟民族が矢に塗る毒です。弓矢の威力は、大したものではないので、よほど至近距離から射止めない限り、獲物は矢を立てたまま森に逃げ込んでしまいます。そのため、矢に毒を塗って獲物を仕留めるのです。したがって、矢毒には民族を飢えから救う重大な使命があり、その民族が知っている最強の毒が用いられます。アイヌ民族は、トリカブトの毒、アコニチンを用いています。

南米の狩猟民族が好んで用いるのが、このヤドクガエルの毒です。ヤドクガエルは多くの種類がありますが、最大でも体長が6㎝と小さいカエルです。色も青、黄、緑、模様付きなど宝石のように美しいものがあります。しかし、毒は強烈です。バトラコトキシンといわれ

●バトラコトキシン

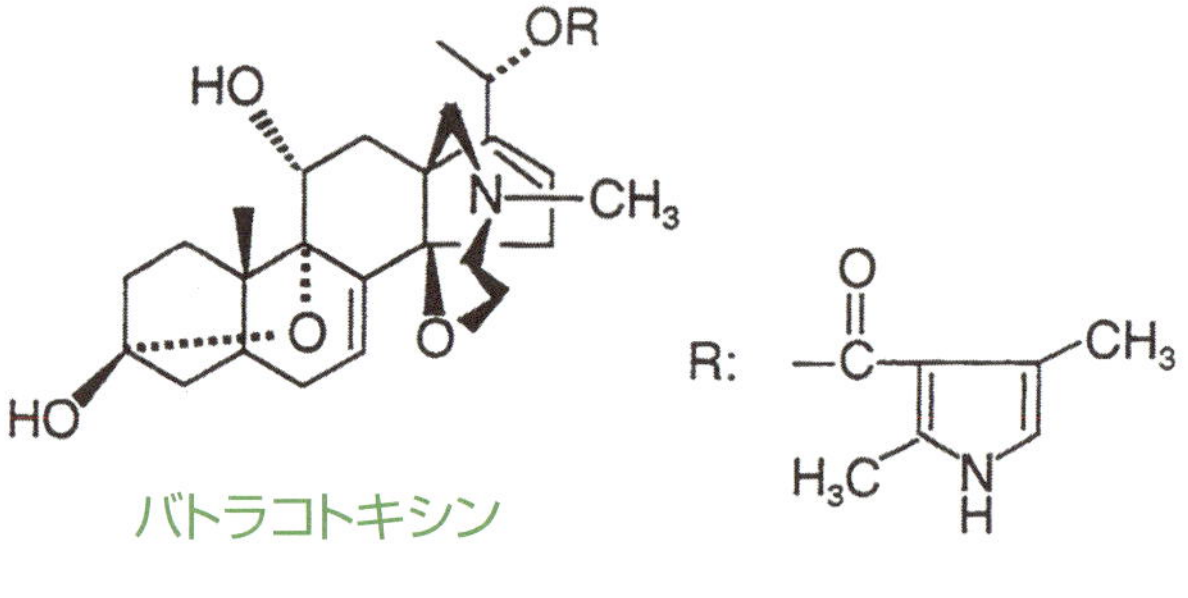


バトラコトキシン

る神経毒で、生物が持つ毒としてはパリトキシンに次いで強いといわれています。

ただし、この毒はカエルが自分で作るものではなく、現地のアリやダニなどから食物連鎖を通して捕集したものなのです。

## ハチ

ハチ、サソリ、ドクガなど昆虫の毒には、強力なものがあります。スズメバチは性質が荒く、大型であるだけに毒液量も多いので、刺されるとショックで命を落とすこともあります。ハチの毒はアミノ酸から派生したものであり、神経伝達物質であるセロトニンや局所ホルモンとして知られるヒスタミンなどが主なものです。

## サソリ

いかにも怖そうな姿で、刺されたら一発で命を奪われそうに見えますが、毒はそれほど強くはありません。それでも全部で1000種類以上あるサソリの中で、25種類ほどは、人を倒すほどの毒を持つといいますので、注意に越したことはありません。サソリの毒はタンパク質であるため、熱やアルコールで変性します。そのため、加熱したり、酒漬けにしたら無毒化する可能性があります。

漢方薬では、サソリを食塩水で煮た後、乾燥したものを全蝎《ぜんかつ》と呼び、卒中や神経麻痺・痙攣に効果があるいわれています。

●サソリ

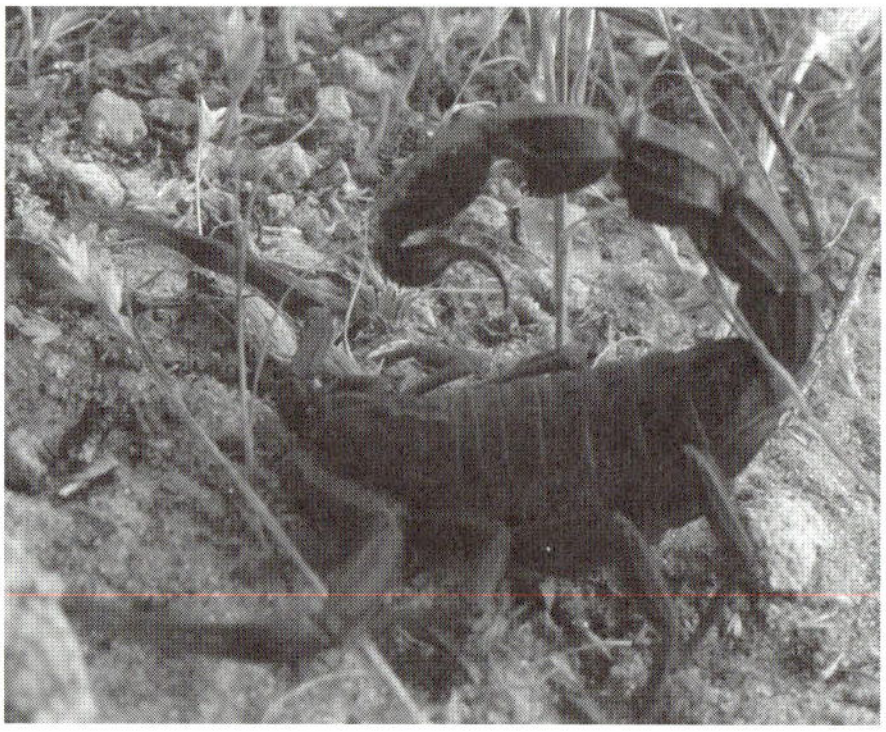

©Guy Haimovitch

## ドクガ

ドクガの毒は、体表を覆う毒針毛にあります。1匹あたり50万本から600万本もあるといいます。衣服に付いたら、それを着るたびに被害が広がることなりそうですが、ドクガの毒はタンパク質です。50℃ほどに加熱すると変性します。したがって熱いお湯で洗濯したり、アイロンをかければ毒性は失われるといいます。

SECTION 16
# 細菌の毒

## ボツリヌス菌

前の章で解説した毒のランキング表で、トップの2種類は、どれも細菌の出す毒でした。ボツリヌス菌の出すボツリヌストキシンといわれる毒素は、ボツリヌス中毒で有名な毒です。ボツリヌス菌は、酸素を嫌う嫌気性菌なので、缶詰や漬物などの中で繁殖します。１９８４年に起こった熊本の辛子レンコン事件では全国で36人が中毒になり、11人が死亡しました。

ボツリヌストキシンは、タンパク質なので加熱すれば無毒化します。ところがボツリヌス菌は熱耐性のある芽胞を作って生き延び、また毒素を出し続けます。ボツリヌストキシンは神経毒であり、神経細胞の軸索末端から神経伝達物質であるアセチルコリンが放出されるのを妨げます。

この効果は、筋肉の弛緩となって現われるので、斜視、眼瞼痙攣の治療や、顔面のしわ取りなどの美容に用いられます。

## 破傷風菌

破傷風菌は、土中に生息します。そのため、屋外で怪我をするとそこから破傷風菌が侵入し、破傷風に掛かる恐れがあります。破傷風菌の出すテタヌストキシンはタンパク毒であり、神経毒です。しかし、その作用機序は特異で、毒素は、神経細胞の接合部（シナプス）から軸索末端に侵入し、そこから軸索を逆行して樹状突起に行き、次の神経細胞の軸索末端に入ります。このようにして最終的に脊髄にたどり着くのです。

そこで、大量の神経伝達物質を放出させるので、この結果、筋肉は過剰の痙攣を起こすこととなります。それは重度の痙攣、脊髄骨折に達することもあるほどの激しい弓反り、さらには顔つきまで変わってしまうとされています。しかし、この毒はタンパク毒なのでホルマリンで処理すると無毒になります。これが破傷風ワクチンです。破傷風は、このワクチンによって完全に防ぐことができます。

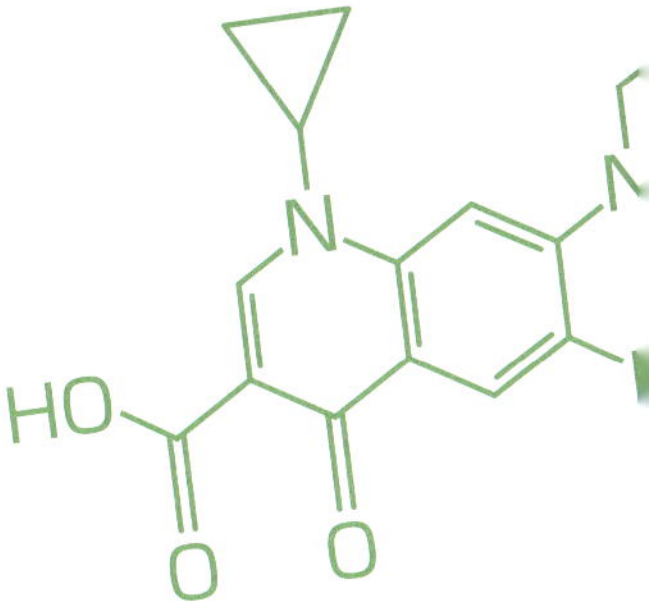


# Chapter. 4

# 麻薬・覚醒剤

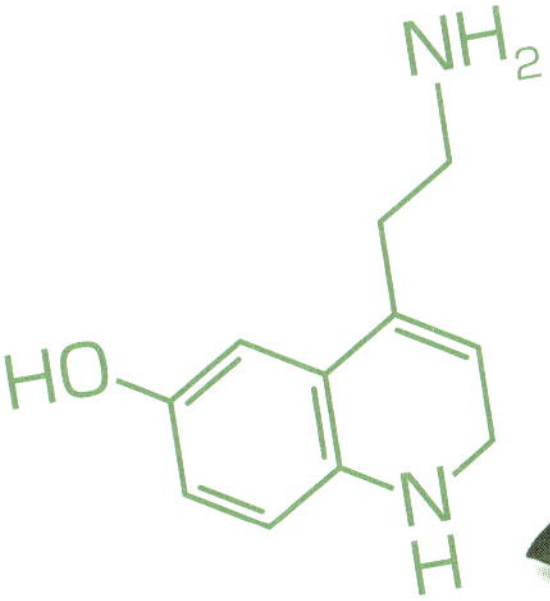


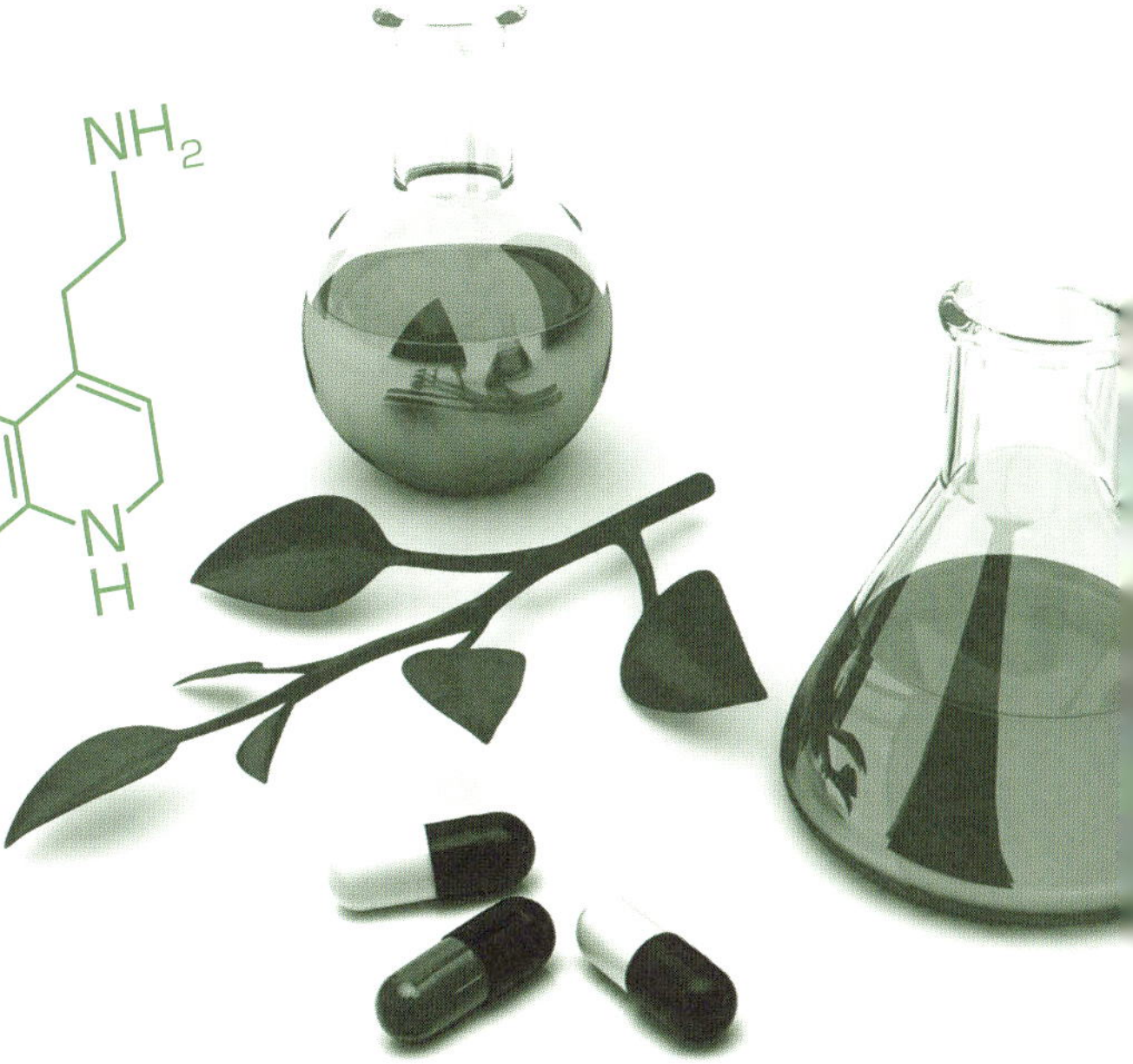

SECTION 17

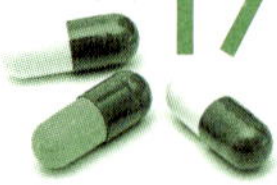

# 脳の構造と機能

麻薬や覚醒剤は、脳と神経細胞に作用する化学物質であり、神経毒の一種といえます。しかし、麻薬や覚醒剤の特徴は耐性と離脱症状があることです。耐性は快楽を得るために要する麻薬の量が徐々に増えていくことであり、離脱症状とは麻薬を辞めると起こる苦しい禁断症状のことです。ここではまず、脳や神経細胞とは、どのようなものなのか見てみましょう。

## 脳の構造

脳は簡単にいえば神経細胞の塊であり、その個数は1000億から1500億個といわれています。そのうち、大脳にあるのが、およそ140億個、小脳が1000億個といわれています。脳はいくつかの部分構造に分けることができます。分類の仕方はいろいろありますが、よく知られているのは大脳、小脳、脳幹という3種類に分ける分類法です。大脳は、その名前の通り体積的に最も大きく、重量も脳全体の約80％を占めます。小脳は大脳の後方下部にあり、脳幹は脊髄との接合部にあります。

大脳は、さらに視床下部とも呼ばれる間脳、海馬、終脳の3部分に分けることができます。最も大きいのが終脳であり、これは、その位置によって頭頂葉、前頭葉、側頭葉、後頭葉の4部分に分けることができます。脳幹は中脳、橋《きょう》、延髄の3部分に分けることができます。

●脳の構造

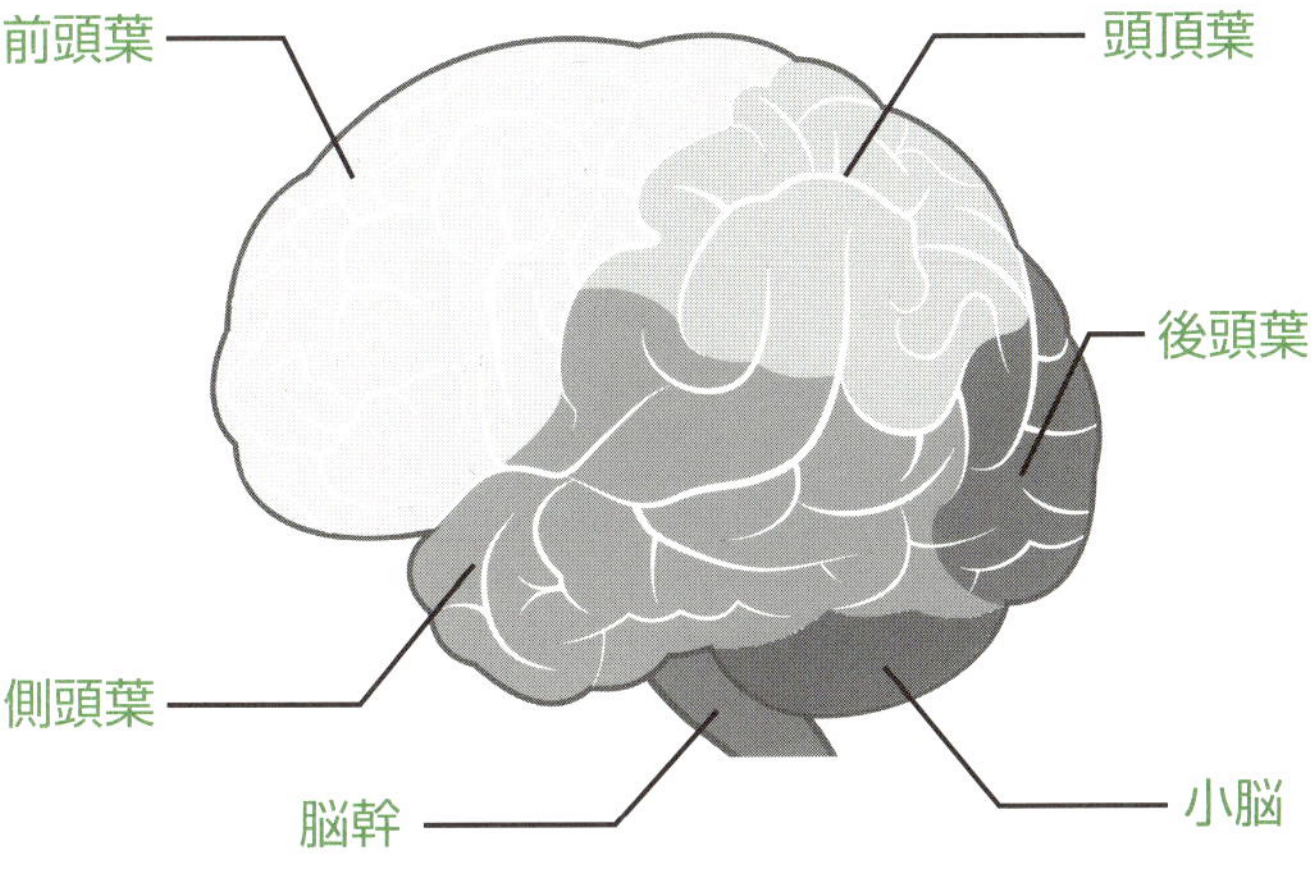

## 脳の働き

脳の働きを次の部分ごとに見てみましょう。

### ❶脳幹

大脳や小脳の情報の中継点としての役割と、呼吸、血液循環、体温調整など生命活動の中枢を担っています。

### ❷小脳

呼吸など各種内蔵の動き、あるいは体の運動を調整する役割を担います。

### ❸大脳

大脳をその働きによって区分けするときに

●脳の構造の分類

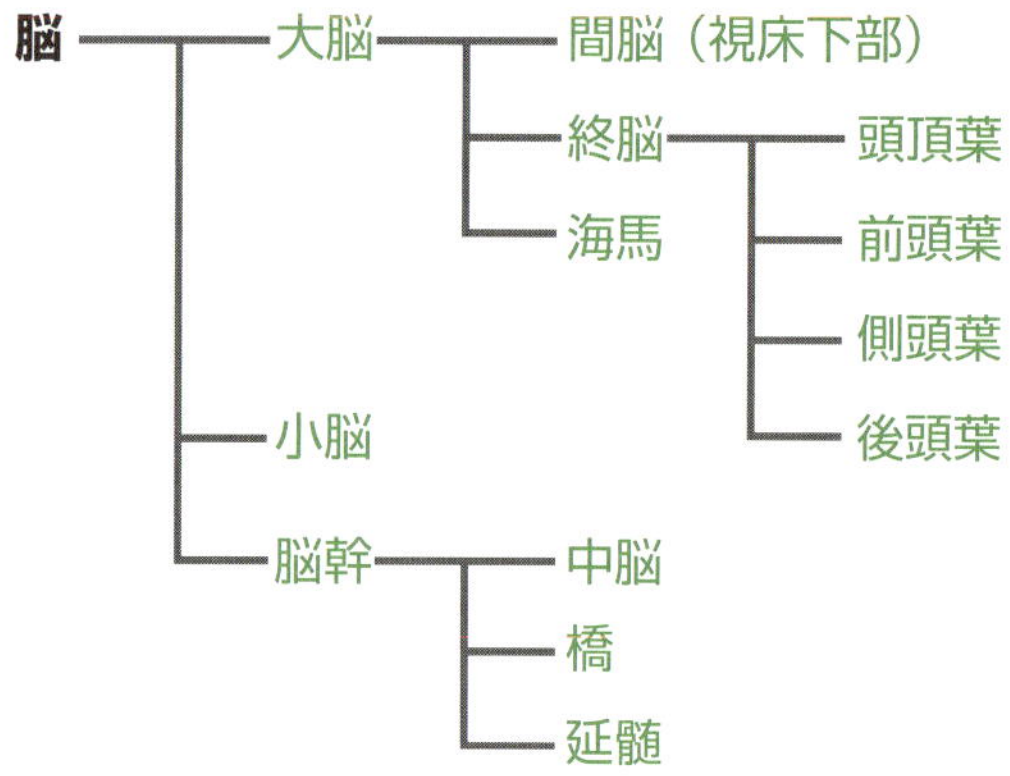

は、次の3つの部分に分けて考えるのが一般的です。

- **大脳皮質**………大脳の表面部分。思考の中心であり、人間らしい行動を司る部分
- **大脳辺縁系**……大脳の内側の総称。大脳皮質が「思考」を司るのに対して辺縁系は「本能」の役割を担う
- **大脳基底核**……大脳と脳幹を結合している神経細胞の総称。運動の調整、学習など多彩な役割を担う

## 神経細胞の情報伝達

神経細胞における情報伝達の方法は先に見た通りです。神経細胞内は電圧変化で対応し、神経細胞間は神経伝達物質の移動によって行われます。

## ❶神経伝達物質の除去

問題は、この神経伝達物質の移動です。軸索末端から放出された伝達物質が樹状突起にある伝達物質受容体に結合したままでは、その細胞はいつまでも興奮したままです。したがって興奮を取り除いて平常状態に戻さなければなりません。それには、2つの方法があります。

- 直ちに酵素が現れて神経伝達物質を分解してしまう
- 受容部位から離れた情報伝達物質が軸索末端にあるトランスポーターといわれる部分から軸索末端に吸収される。脳の神経細胞はこの方法で元に戻っている

## ❷神経伝達物質

神経伝達物質には、さまざまな種類がありますが、よく知られているのは次のようなものです。

- ・アセチルコリン………神経細胞と筋肉の間に働く伝達物質
- ・ドーパミン……………運動調節、ホルモン調節、快楽の感情、意欲、学習などに関与する。パーキンソン病はドーパミンの分泌異常によって起こる。覚醒剤などの薬物の影響を大きく受ける
- ・β-エンドルフィン……幸せな感じをもたらす作用があるため、脳内麻薬と呼ばれることもある。ジョギングで気分が高揚してくるのはβ-エンドルフィンの分泌によるものといわれる。モルヒネの6倍以上の鎮痛作用がある
- ・セロトニン……………生体リズム・神経内分泌・睡眠・体温調節などに関与する

SECTION 18

# 脳と麻薬

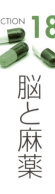

麻薬や覚醒剤は、脳に直接作用する化学物質ですが、その作用の仕方はどのようなものなのでしょうか。

## 脳と神経伝達物質の関係

正常状態において、脳の神経細胞に働く神経伝達物質の主なものはドーパミンです。ドーパミンによる脳神経での情報伝達は次のものです。

❶感覚器官から送られた情報Aが軸索末端に来ると、ドーパミンがシナプス間隔に放出される

❷ドーパミンは、次の神経細胞の樹状突起にあるドーパミン受容体に結合する

❸ すると、神経細胞は興奮して新しい信号Bが誕生し、神経細胞内を軸索末端に向かって進行する

❹ 受容体に結合していたドーパミンは受容体から離れ、軸索末端にあるドーパミントランスポーターから元の軸索末端に吸収される。そして、次にまた放出される信号が来るまで、ストックされる

普通なら、これで情報伝達は終わりです。脳の興奮は一過性のものとして終わり、元の平穏状態が訪れます。

## 麻薬・覚醒剤の化学的作用

ところが、麻薬や覚醒剤のような薬物は、ドーパミントランスポーターを通って軸索末端に入ってしまうのです。そして、そこにストックしてあるドーパミンを強制的にシナプスに放出します。

この結果、ドーパミン受容体に結合するドーパミンの数が増え、信号Bは増強されるのです。そのため、脳は異常に強く興奮します。これが、薬物摂取時における脳の状態です。それだけでなく、放出されたドーパミンの量が多すぎると、受容体が飽和して、受容体に結合できないドーパミン、すなわち脳内遊離ドーパミンができます。この遊離ドーパミンの濃度が高まると、通常は気分が高まり、統合失調症に見られるような緊張、興奮、攻撃性が現れます。

さらに、この状態が激しくなると、幻覚、幻聴、あるいは奇妙な思考癖など、薬物中毒特有の症状が現れることになります。

このようなドーパミン大量放出による脳

●ドーパミンの働き

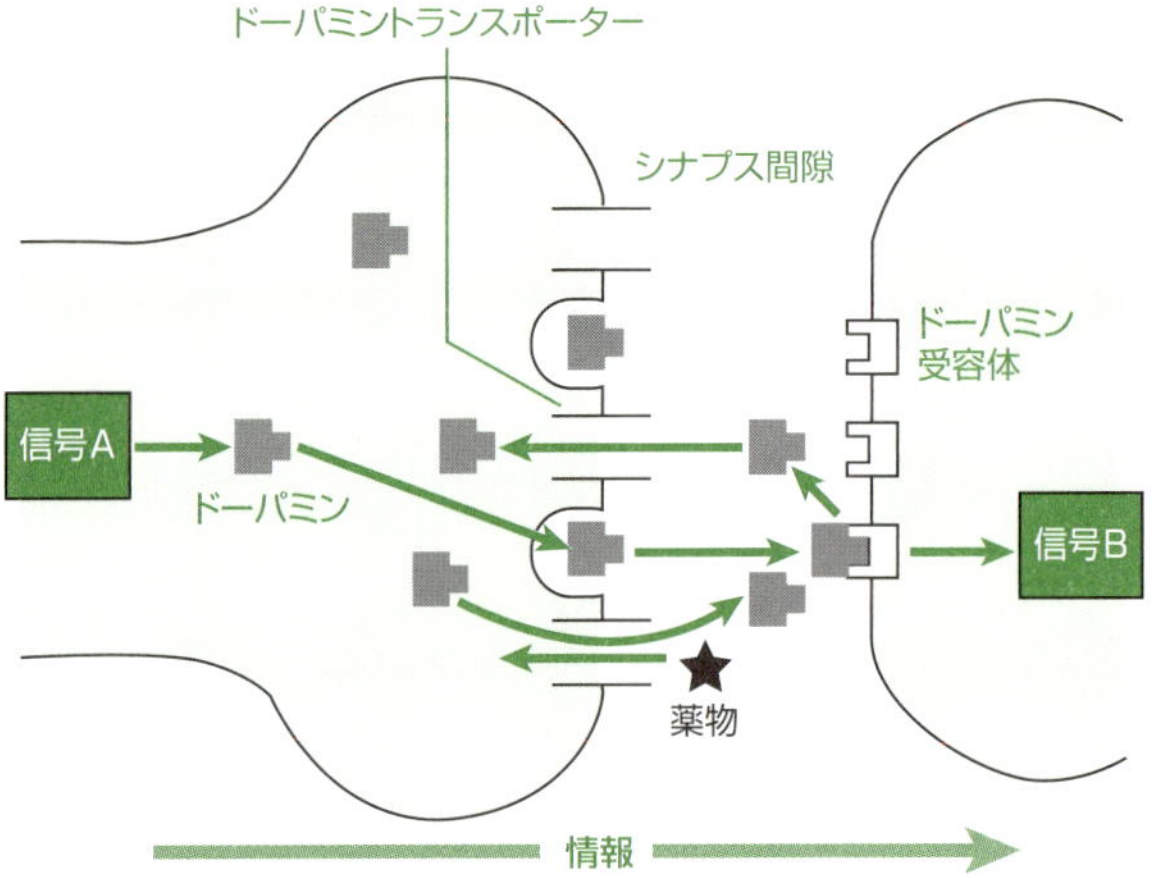

の異常興奮は、薬物を摂取するたびに繰り返されます。その結果、ドーパミントランスポーターの個数が減少します。この個数減少こそが薬物依存症の根本的原因といわれています。

## 耐性と依存性

一般に毒物を摂取した場合の被害の現れ方には、さまざまあります。それは次の3つに大別できます。

❶ 摂取すると数時間以内に症状が現れる

❷ 摂取した毒物の総摂取量が閾値を超えてから症状が現れる

❸ 摂取回数に従って摂取量が増え(耐性)、摂取を止めると離脱症状(禁断症状)が現れる

麻薬と覚醒剤（薬物）に特有の症状がこの❸です。薬物を摂取すると、それだけでは済まなくなるのです。最初は、摂取すると疲労感が無くなり、幸福感が味わえるといわれていますが、そのような多幸感は所詮、幻影であり、薬物の効果が消えれば無くなります。そこでまた薬剤に手を出すことになります。これを繰り返すうちに多幸感を得るために必要とする薬剤の量が増える（耐性）のです。

そのうち、罪悪感、あるいは経済的な理由によって薬剤摂取ができなくなると激しい離脱症状（禁断症状）が現れ、そのために薬剤摂取を止める（断薬）ことができなくなるという繰り返しによって、最悪の状態に陥るのが麻薬や覚醒剤の害です。

SECTION 19

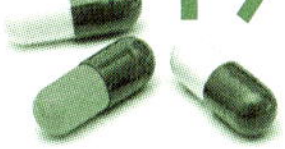

# 麻薬の種類と毒性

脳に耐性と離脱症状を伴う害を与える物質を一般に「薬剤」といいますが、それは「麻薬」と「覚醒剤」の2種類に大別されます。しかし、この2種類の分別の仕方は必ずしも化学的なものではありません。一般的には、麻薬と覚醒剤をあえて区別することなく、併せて「薬剤」と呼んだ方が実情に合っているのではないかと思います。ここでは「麻薬類」と「覚醒剤類」とに分けて紹介します。

麻薬類とは摂取すると恍惚状態に入り、現実と夢が区別つかなくなる物質です。一方、覚醒剤は麻薬とは反対に疲労感を忘れさせるだけでなく、恐怖感をも感じさせなくするといわれています。そのため、少なくとも第二次世界大戦以降のしばらくの間は、多くの国で戦地に赴く兵士に供給された薬剤です。

日本では、アヘン取締法でアヘン、麻薬取締法で大麻・向精神薬・ＬＳＤ、覚醒剤取締法でアンフェタミンとメタンフェタミンを取り締まっています。

そこで、本書でもアンフェタミンとメタンフェタミンを覚醒剤、その他を麻薬として分類することにします。

## アヘン

アヘンは麻薬、覚醒剤の原点です。アヘンは、ケシの未熟な果実(ケシボーズ)に傷をつけると沁みだす樹液を濃縮乾固した茶褐色の樹脂状の物質です。この物質は不純物をたくさん含むので生アヘンといわれます。この生アヘンを煮て、重要成分だけを水に溶かしだし、それをさらに濃縮乾固したものをアヘンといいます。しかし、これも各種の成分の混合物であり、主な成分はモルヒネとコデインです。

●ケシボーズ

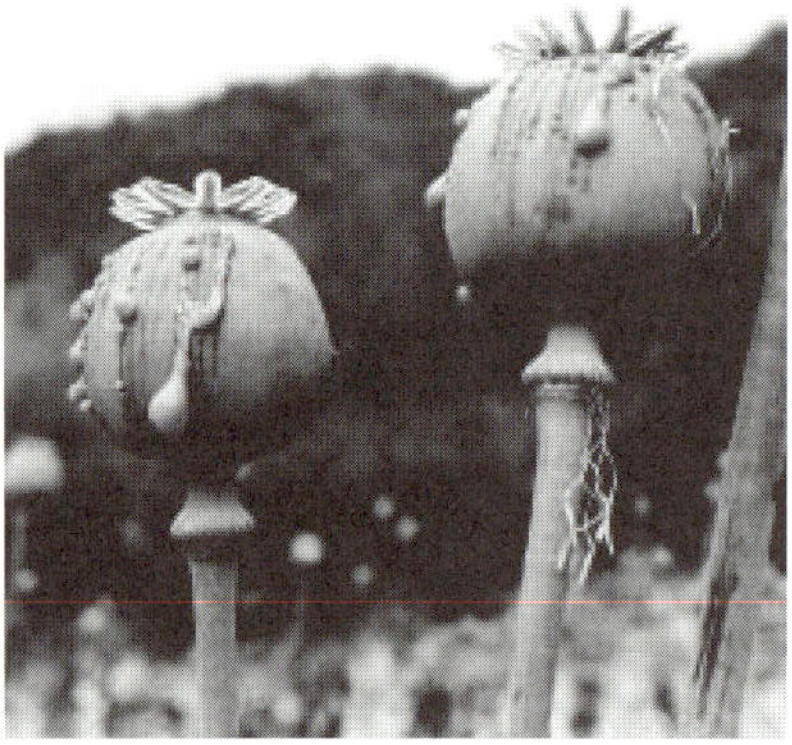

モルヒネに無水酢酸を作用させるとヘロインとなります。ヘロインは麻薬効果が非常に強いので麻薬の女王と呼ばれています。ヘロインは鎮痛効果も大きく、モルヒネの数倍の効果があります。しかし、モルヒネは鎮痛剤として用いた場合には、習慣性が現れませんが、ヘロインの場合には習慣性が現れるので鎮痛剤に用いることはできないのです。

## アヘンの効果

アヘンに火を着けて燻らして、その匂いを嗅いだり、吸ったりすると一時

●モルヒネ、コデイン、ヘロイン

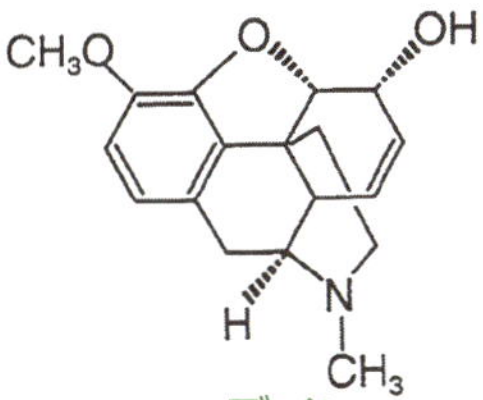

コデイン

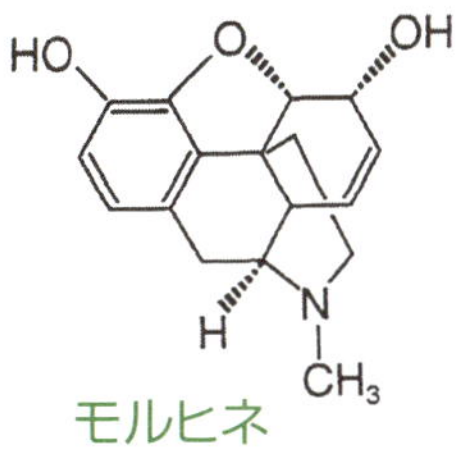

モルヒネ

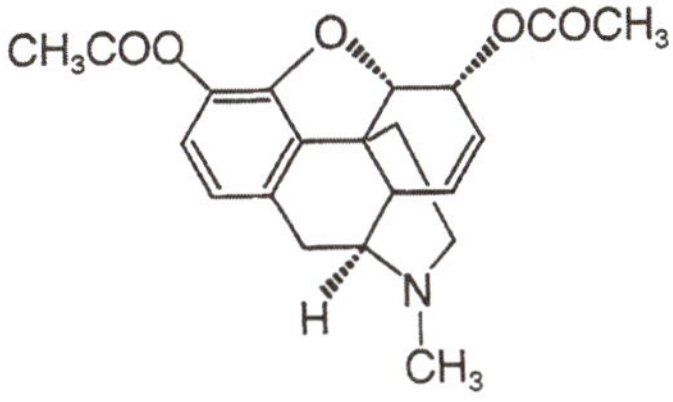

ヘロイン

的な幸福感が得られるといいます。清朝時代の中国では、タバコのようにキセルを使って吸飲していたようです。しかし、回を重ねると当初の幸福感を得るための量が、だんだん多くなり、やがてアヘンなしには正常な判断が下せなくなります。それと同時に肝臓など内臓にも被害が現れてきます。

止めようとすると激しい禁断症状が現れることから、自力で止めることは困難であり、だんだん深みにはまり、ついには廃人となってしまうのです。

## アヘンの歴史

アヘンは古くから知られていた薬物であり、紀元前3400年頃には、すでにメソポタミアで栽培されていました。紀元前1500年頃のエジプトのパピルス文書には、アヘンが鎮痛剤などに用いられたことが書かれています。

中国に入ったのは紀元後6世紀の頃です。当初は麻酔剤、鎮痛剤として用いられていました。やがてアヘンの麻薬効果が国中に広まり弊害が現れてきました。ところが、清朝中国と国交していた英国は、中国から絹や紅茶など多くを輸入していましたが、その代価を植民地インドで栽培したアヘンで賄おうとしたのです。これに中国が反発して起こったのがアヘン戦争です。

## 大麻

最近、社会的な問題になっているのは大麻です。大麻は麻とも呼ばれ、植物線維の原料として重要な栽培植物です。大麻は、伊勢神宮の神札(お札)を大麻と呼ぶことからも、その重要性がうかがえます。

麻の、葉および花冠を乾燥または樹脂化、液体化させたものをマリファナと呼びます。マリファナの主成分はテトラヒドロカンナビノールです。大麻には、覚醒作用があり、摂取すれば精神的に高揚した異常な状態になります。しかし、依存性があることから、

●テトラヒドロカンナビノール

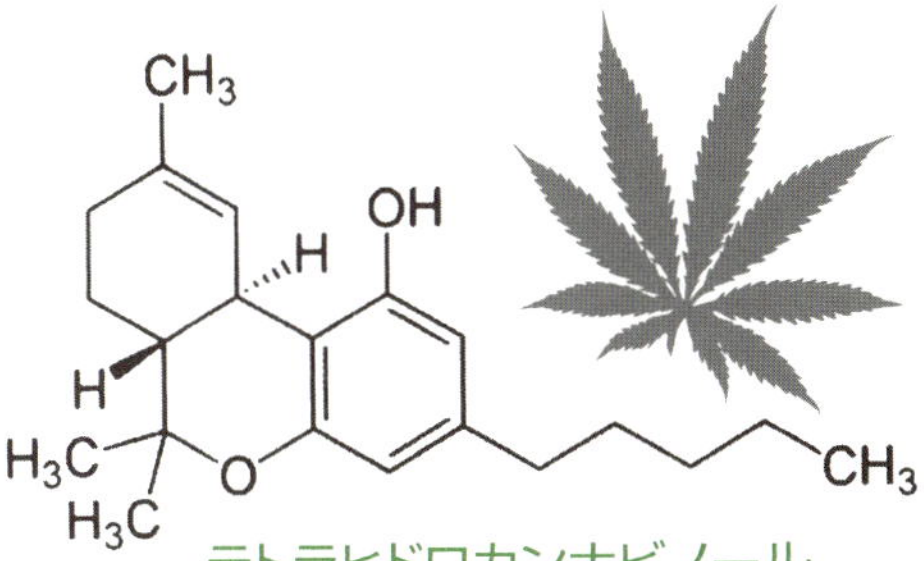


テトラヒドロカンナビノール

やがて抜け出ることができなくなり、精神、肉体を病むことになります。大麻は、国によって大麻摂取を認めているところもあるなど、問題は複雑です。

## LSD

LSDは、化学名リゼルグ酸ジエチルアミドの頭文字をとったもので、幻覚を引き起こすことで知られた麦角菌の研究から生まれたものです。麦角菌は麦類に着く菌で、これに感染した麦を食べると幻覚症状が現れるだけでなく、体中に水泡ができ、更に血管が収縮するため、手足に焼けるような激痛を感じるといいます。

この麦角菌の出す毒素である麦角アルカロイドを化学合成しようとしているうちに、1938年に偶然合成されたのがLSDです。LSDの特徴

●LSD

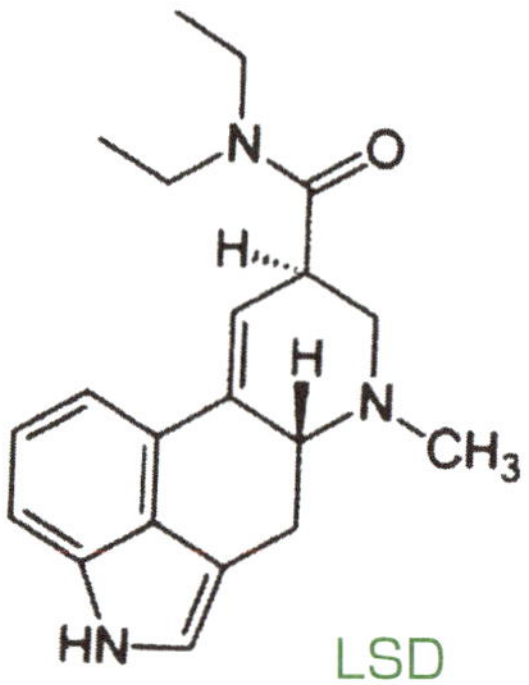

LSD

は幻覚です。研究が進むにつれて、ＬＳＤの危険性も明らかになりました。すなわちＬＳＤは他の麻薬や覚醒剤と同様の耐性と依存性を持っています。

## 危険ドラッグ

ここまでに見てきたように、全ての麻薬は構造式の明らかな化学物質です。このような分子の化学合成法は確立されています。訓練を積んだ化学者なら合成は可能で、その分子構造の一部を変化させることは簡単なことです。

覚醒剤に指定されている分子Ａのごく一部を化学的に変化させたA'のようなものを危険ドラッグといいます。

化学物質は、構造の一部でも変化したら、それは別の物質です。たとえば、エタノール$CH_3CH_2OH$とメタノール$CH_3OH$はよく似た分子です。しかし、エタノールを飲むと酔って気持ちよくなりますが、メタノールを飲むと死んでしまいます。危険ドラッグA'も同じです。Ａに似ているから、麻酔作用や覚醒作用があるかもしれませんが、とんでもない毒性があるかもしれないのです。このような薬剤を秘密裏に作った組織が、その薬剤の危険性を臨床試験しているとは思えません。買って摂取する者は、モルモット代わりなのです。

## 向精神薬

向精神薬とは、精神的疾患の治療用に開発された医薬品です。乱用すると麻薬や覚醒剤と同じような働きがあります。

## シンナー

シンナーとはthinner、すなわちthin（英語で薄い）という意味であり、日本語では「溶剤」です。すなわち、ペンキやニスなど

●シンナーの成分

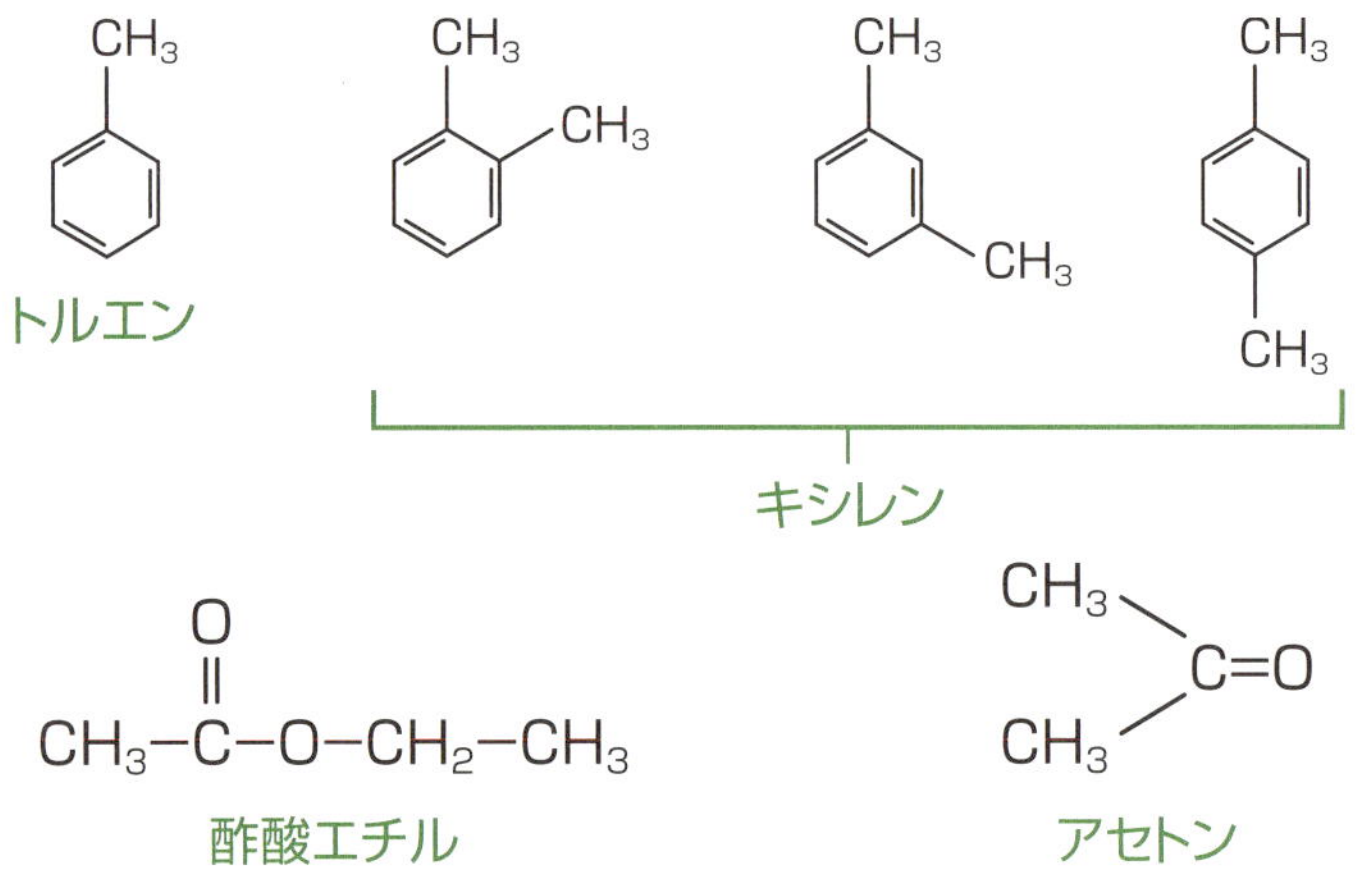

の塗料を薄めるための液体です。シンナーは、純粋な化学物質ではなく、各種の成分を混ぜたもので、その成分は製造会社によって異なります。かつてのシンナーにはトルエン、キシレンなどのベンゼン系芳香族化合物や酢酸エチルやアセトンなどが含まれていました。

シンナーの蒸気を吸うと、あたかも麻薬や覚醒剤を摂取したような状態になるといいます。1960年代に若者の間で「シンナー遊び」が流行しました。しかし、その結果、急性症状によって呼吸中枢がマヒして命を落とす事故が起こりました。シンナーの成分には、依存症を引き起こすものがあり、シンナー遊びを覚えた者の中には、やがて麻薬中毒のように神経、精神を傷つけられる者が出たといいます。

このようなことから、トルエン、キシレン、酢酸エチルなどは家庭用のシンナー類には用いられなくなったのです。

また、最近では、一酸化二窒素$N_2O$が、シバガスという一般名で販売され、それを吸うことで麻薬中毒のような症状になることがわかりました。2016年に特定物質取締法によって、製造、販売、所持、使用が禁止されました。

SECTION 20

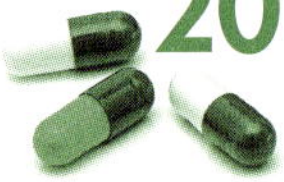

# 覚醒剤

覚醒剤は、それを摂取すると眠気が消え、頭脳が明晰になり、仕事がはかどるように感じることから付けられた名前です。しかし、それは錯覚に過ぎません。実態は、麻薬のもうろう状態と大差がなく、しかも耐性、依存性は麻薬と同じです。そのため、使用者は、やがて人格障害を起こして廃人になっていきます。覚醒剤の主なものは、メタンフェタミンとアンフェタミンです。

## 覚醒剤の開発

覚醒剤の開発者は、日本人です。明治時代に日本薬学界の生みの親ともいわれる長井長義が、漢方薬で使われる麻黄をドイツで研究し、１８８５年にエフェドリンという物質を単離しました。

エフェドリンは、ぜんそくに薬効があったので、これを化学的に合成しようという試みの中で１８９３年に合成されたのがメタンフェタミンでありました。なお、１８８７年には、ルーマニアの化学者がメタンフェタミンの類似体であるアンフェタミンの合成に成功しています。

臨床実験の結果、メタンフェタミンやアンフェタミンには睡眠薬の逆の効果、すなわち眠気を取り、意識を覚醒させるように思えることがわかったのでした。

## 覚醒剤中毒

メタンフェタミンは、１９４３年に当

●エフェドリン、メタンフェタミン、アンフェタミン

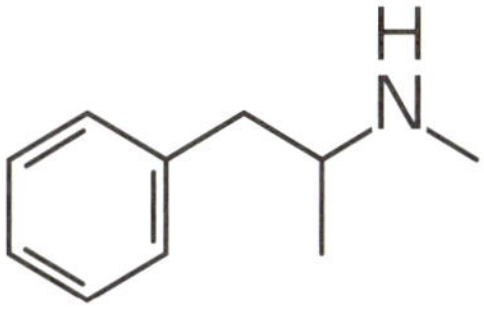

メタンフェタミン

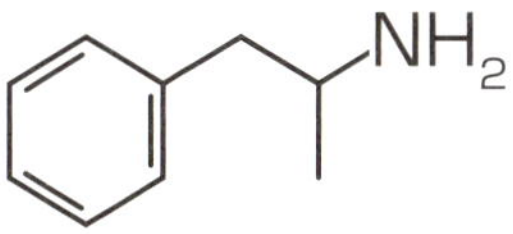

アンフェタミン

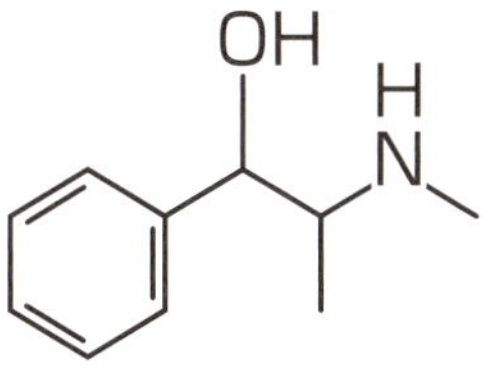

エフェドリン

時の大日本製薬から「ヒロポン」の名前で市販されました。ヒロポンという名前は「疲労がポンと吹き飛ぶ」から付けられたという説がありますが、ギリシア語の「ヒロポノス(労働を愛する)」から付けられたものです。

当時、ヒロポンには現在の覚醒剤のような悪いイメージは無かったようで、多くの労働者、経営者、受験生などに用いられました。しかし、その結果は明らかで、やがて疲労がたまり、禁断症状が出て、肝臓などの内臓がやられるなど害悪が出始めました。中毒者の数は100万人に達したといいます。

## 覚醒剤と戦争

覚醒剤は、摂取者に元気を出させ、恐怖心を忘れさせるということから軍隊では前線に赴く兵士に覚醒剤を投与していました。これは何も日本に限ったことではありません。第二次大戦では枢軸国でも同様のことが行われ、さらに、戦後20年ほど後のベトナム戦争当時(1960〜1975年)にも、米軍で行われていたといいます。

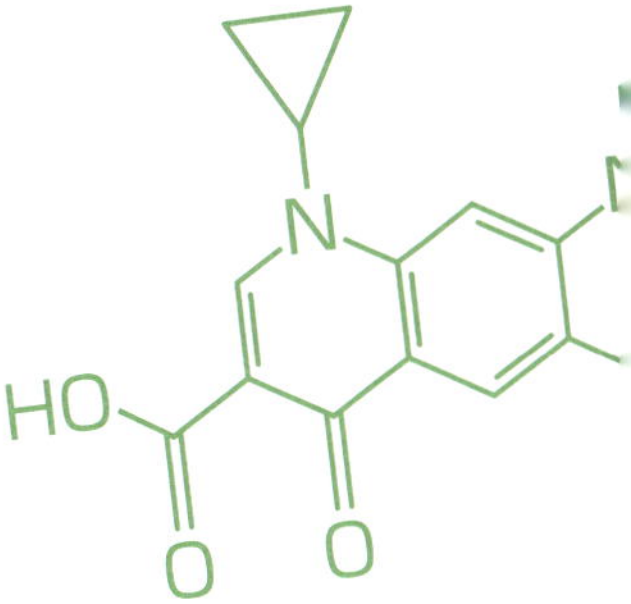


# Chapter.5

# 人間の作った毒

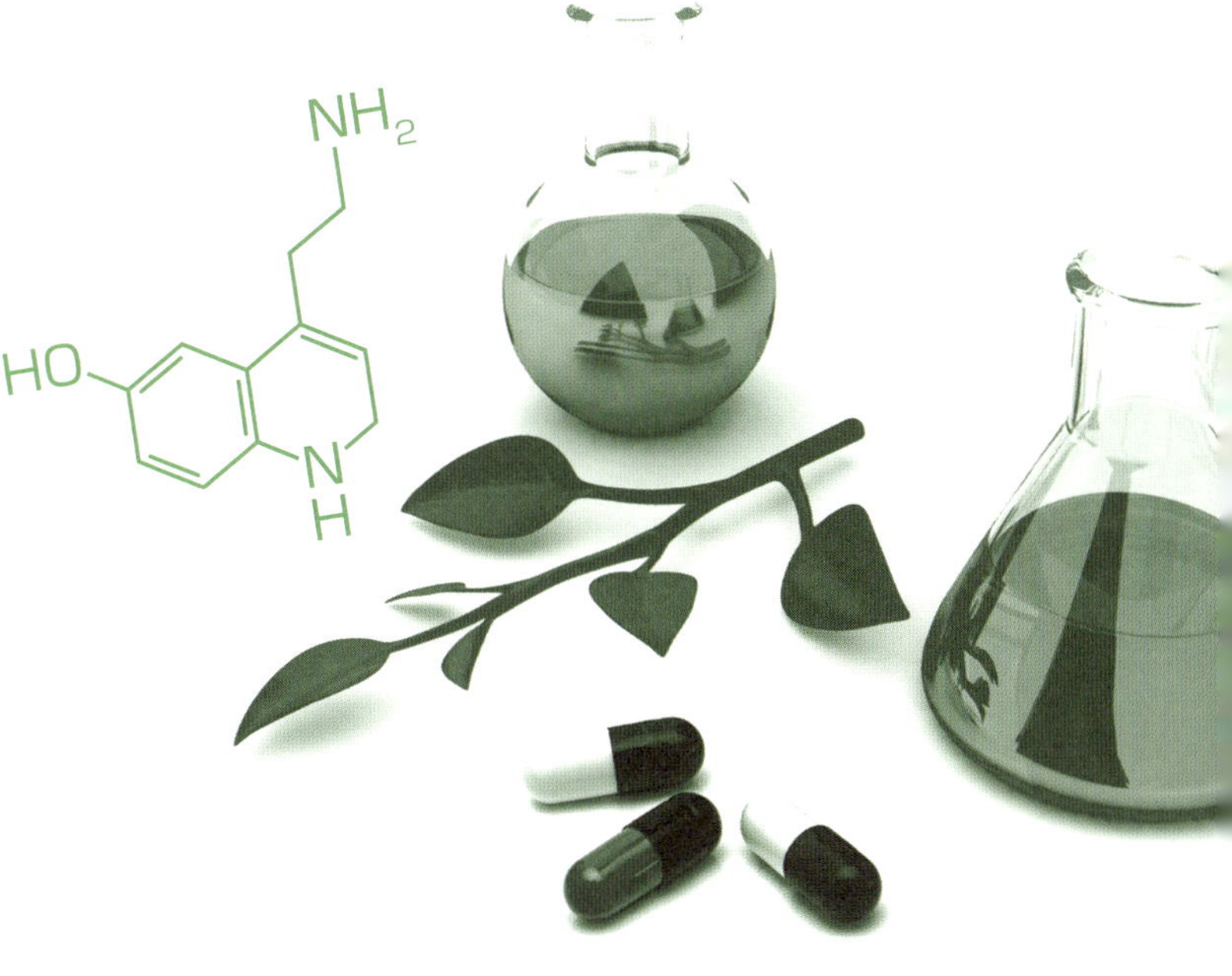

SECTION 21

# 化学兵器

毒物は菌類や植物、動物などが作るものだけではありません。人間も毒を作ります。殺虫剤や殺菌剤は、他の生物を殺す目的で開発された化学物質であり、毒以外の何物でもありません。さらには、同類の人間を殺すという目的のために開発された化学物質もあります。それが化学兵器です。

## 古典的化学兵器

人類最初の化学兵器は、古代ギリシアで用いられた硫黄を燃やした気体であるといわれています。亜硫酸ガス$SO_2$は、眼や鼻の粘膜についたら強酸の亜硫酸$H_2SO_3$になるので、眼も開けられず、肺に入ったら肺水腫を起こして死に至るかもしれません。

現代戦争に入ってからの化学兵器は、第一次世界大戦でドイツ軍がオーストリア戦線で使った塩素ガス$Cl_2$が有名です。塩素ガスは、水に会うと強酸の塩化水素$HCl$になるので、亜硫酸ガスと同じく、肺水腫を起こします。

第一次大戦では、ホスゲン$COCl_2$も用いられました。これも肺水腫を起こす毒物です。ホスゲンは、第二次世界大戦中にナチスドイツがアウシュビッツ収容所での大量虐殺に使ったことでも有名です。

しかし、塩素ガスやホスゲンは、化学産業の重要な原料です。つまり、これらの毒ガスは化学兵器としてではなく、工業原料の援用として開発されたものでした。

毒ガスとして有名なものに、1917年ドイツ軍がベルギー領イープルで使ったものがあります。これは、地名にちなんで、イペリットガスと呼ばれますが、その匂いがカラシ臭に似ていることからマスタードガスとも呼ばれています。イペリットガスは、びらん性毒ガスで、皮膚についただけで患部がただれ、そこから他の病気に感染しやすくなるといいます。治療にも長期の時間がかかり、さらに発ガン性もありました。

●マスタードガス

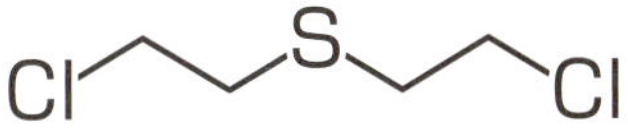

マスタードガス

## 最新式化学兵器

最新式の化学兵器は、殺虫剤の開発途中に発見されたものや、強毒化されたものが多いです。当初の殺虫剤は、DDTやBHCのような有機塩素化合物が多かったですが、環境を汚すことから、代わりに開発されたのがリンPを含む有機リン化合物でした。これは、動物の神経伝達系を阻害するものです。しかし、毒性が強すぎて、農薬としては使えないものがありました。これに目を付けたのが軍部であり、毒性をさらに強めて化学兵器としたものがサリン、VX、ソマン、タブンなどです。これらはどれもP=O結合を持つ有機リン化合物です。サリンは、地下鉄サリン事件で使われたことで有名になりました。

●サリン、VX、ソマン、タブン

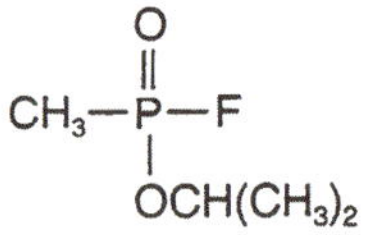
サリン

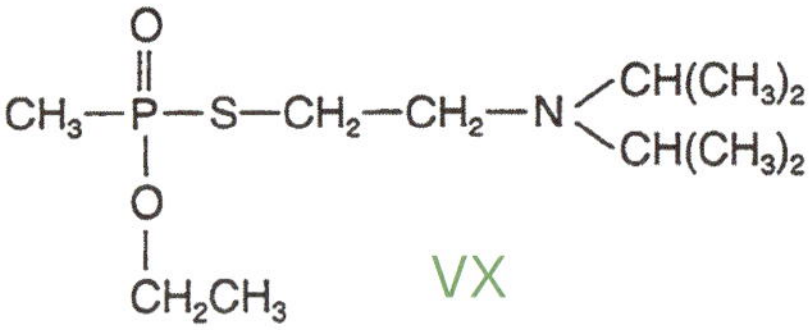
VX

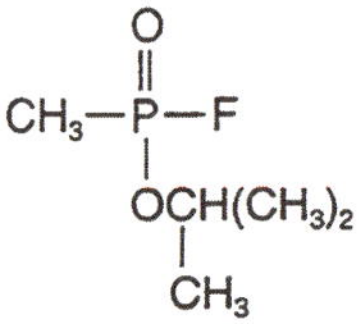
ソマン

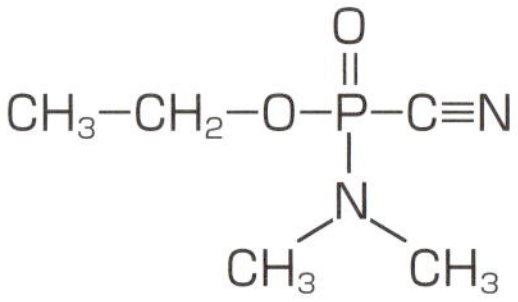
タブン

# SECTION 22 農薬

現代の農業の肥料は化学肥料で、その中には、爆薬に転用できるものもあります。また、健康な作物を育てるためには種子時代からの殺菌が欠かせません。さらに雑草を除くためには除草剤が必要になり、収穫物の保存にはポストハーベスト農薬が必要などと、化学物質に支えられています。

## 塩素系殺虫剤

半世紀ほど前の殺虫剤は、DDTやBHCなどの有機塩素化合物でした。しかし、有機塩素系化合物は、人間に対しても害があることが明らかになりました。しかも安定で壊れにく

●DDT、BHC

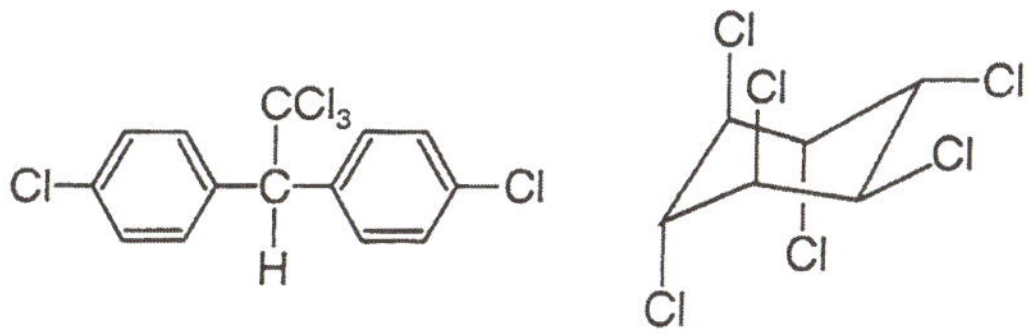


DDT　　BHC

いので、いつまでも環境中に留まり、それが生物濃縮されることがわかったのです。このようなことから、有機塩素系の殺虫剤は、姿を消しました。

## リン系殺虫剤

塩素系殺虫剤の代わりに登場したのが有機リン系殺虫剤です。これは動物の神経伝達を阻害します。すなわち、神経細胞の軸索末端から放出されて樹状突起に結合したアセチルコリンなどの神経伝達物質は、正常状態なら直ちにコリンエステラーゼなどの酵素によって分解除去されます。しかし、リン系殺虫剤は、この

●パラチオン、スミチオン、マラソン、メタミドホス

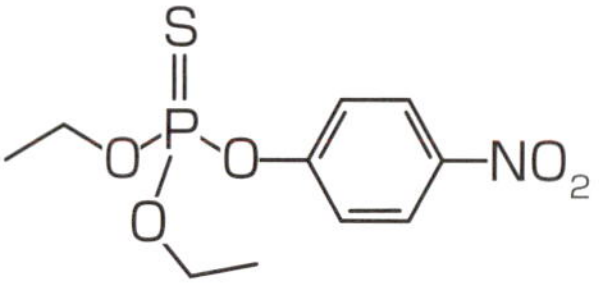

パラチオン

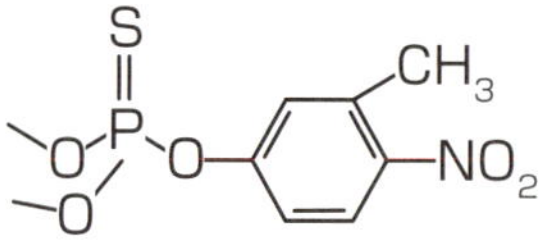

スミチオン

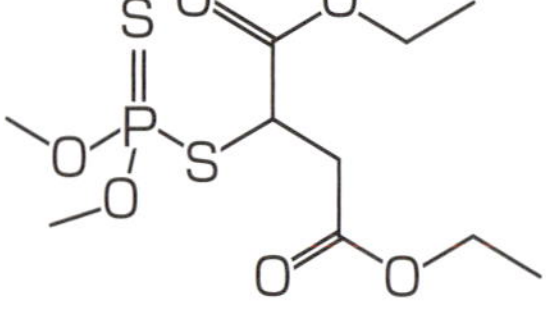

マラソン

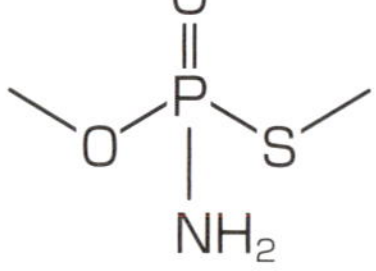

メタミドホス

酵素の働きを阻害するのです。そのため、神経伝達が阻害された動物は死を迎えるというわけです。

このような殺虫剤としては、パラチオン、スミチオン、マラソン、メタミドホス、ジクロルボスなど、多くの種類が知られています。なお、メタミドホス、ジクロルボスは中国産の冷凍餃子に混入した事件があったことで知られるようになりました。

●ジクロルボス

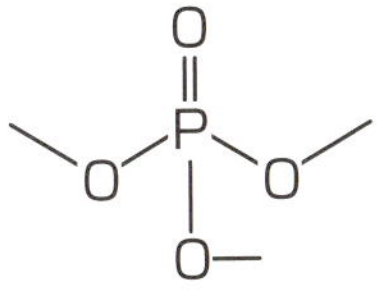

ジクロルボス

## ネオニコチノイド系殺虫剤

現在、話題になっているのがネオニコチノイド系といわれる殺虫剤です。これは分子構造がタバコの成分であるニコチンに似ているので付けられた名前です。これには商品名イミドクロプリド、アセタミプリド、ジノテフランなどのものが知られています。

これも神経毒であり、神経細胞において神経伝達物質が結合する受容体に結合して、神経を興奮させ続けるのです。ネオニコチノイド系殺虫剤は、昆虫に優先的に作用して、人には作用しないとされています。

最近、問題になっているのは、世界的にミツバチが減少し、それがネオニコチノイド系殺虫剤によって帰巣本能を狂わせられているのではないかとの指摘です。ミツバチの減少は事実ですが、その原因は、まだ明確でないところがあります。正確な原因究明が待たれます。

## 殺菌剤

殺菌剤には、いろいろの種類がありますが、毒性の強いことで知られるのがクロルピクリンです。液体ですが揮発が高いため容易に気化して気体となります。これは土壌殺菌剤であり、使うときには、特別の器具で土中に打ち込み、その上を黒いビニー

●イミドクロプリド、アセタミプリド、ジノテフラン

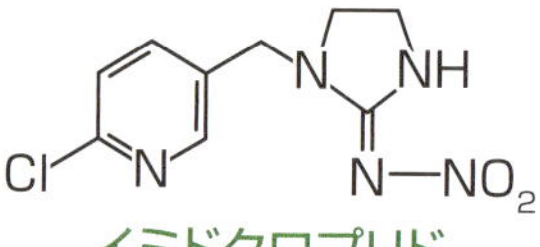

イミドクロプリド

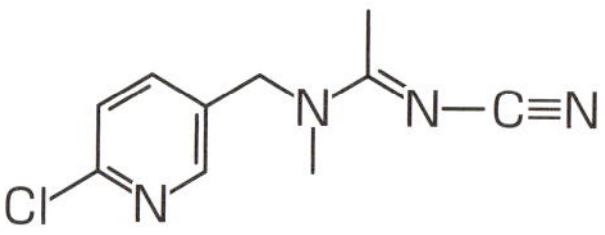

アセタミプリド

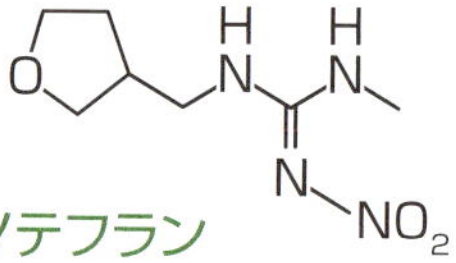

ジノテフラン

ルシートで覆って土中で揮発させます。

クロロピクリンは、第二次世界大戦でホスゲンとともに毒ガスとして使われたこともあるほど毒性が強く、事故や自殺による死者が多いといいます。

## 除草剤

除草剤で有名なのは、2,4-Dです。これはベトナム戦争において米軍がベトナムのジャングルを枯らす目的で行った「枯葉作戦」で大量に散布したものです。しかし、そのせいで現地では障害児が多く生まれたといいます。その原因は2,4-Dに不純物として含まれていたダイオキシンといわれています。これが契機

●クロロピクリン

$$Cl_3C-NO_2$$

クロロピクリン

●ダイオキシン

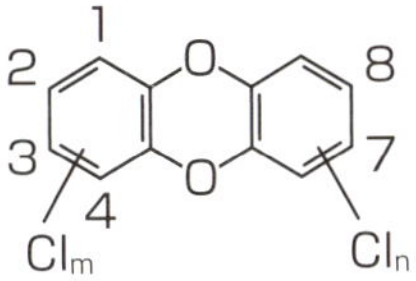


1≦m+n≦10

ダイオキシン

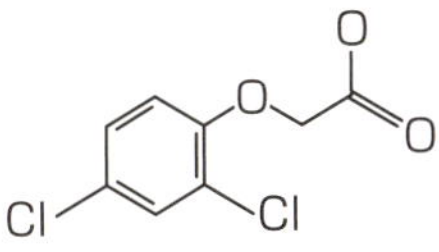


2,4-D

になってダイオキシンの毒性がクローズアップされた経緯があります。

毒性の強い除草剤で有名なのは、パラコートです。これは皮膚からも吸収され、散布しようとして作って置いたパラコート水溶液を入れた洗面器に間違ってしりもちをつき、亡くなった事件もありました。

1985年には、1年間でパラコートが原因で、1021人が亡くなったとの記録があります。多くは誤飲や自殺でしたが、自販機にパラコート入りのジュースを置くというパラコート連続殺人事件では、12人が亡くなっています。犯人は未だ不明のままです。

●パラコート

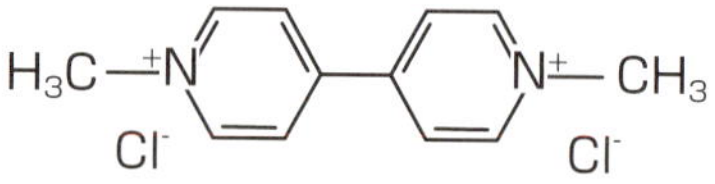

パラコート

SECTION 23

# 鉱物の毒

## 重金属毒

地球上の自然界に存在する元素の種類は概ね90種類ありますが、そのうち70種類ほどは金属元素です。そのうち、アルミニウムやマグネシウムなどのように、比重が5より小さいものを軽金属、それより重いものを重金属といいます。重金属の中には毒性を持つものがあります。

### ❶水銀

1970年代に熊本県水俣市や新潟県で起こった水俣病の原因は水銀でした。肥料工場が合成反応の触媒として使った水銀が混じったままの廃液を海や河川に放棄し、それを微生物が食べてメチル水銀$CH_3$-Hg-X（Xは塩素Cl、臭素Br等の適当なハロゲン元素）としたものでした。水中での水銀の濃度は低いですが、これが生物濃縮を繰り返すと、食卓に上る魚では濃度が高くなるのです。

毒性は神経毒であり、平衡感覚が狂う、言葉が不鮮明になるなど広範な症状が出ました。胎児にも毒が回り、胎児性水俣病も出現しました。無機水銀でもショウコウ（$HgCl_2$）は猛毒として知られています。

## ❷カドミウム

大正時代から起こっていましたが、1970年代になって初めて原因が明らかになったのが富山県神通川流域で発生したイタイイタイ病です。これは中年の女性に多い公害であり、骨が弱くなってもろくなり、くしゃみをした程度でも骨折し、やがて寝たきりになってしまう恐ろしいものでした。

原因は、カドミウムでした。神通川上流にある岐阜県神岡鉱山で亜鉛鉱を採掘していましたが、亜鉛にはカドミウムが付随して出土します。ところが当時、カドミウムは、不要な金属だったので神通川に投棄していたのです。それが川を下って平野部に差し掛かった所で耕地に浸出し、作物に吸収され、それを食べ続けた地元農民に被害がでたのです。

現在、カドミウムは、原子炉の制御材や太陽電池などに使う化合物半導体などの原料として重要な金属になっています。

## ❸鉛

鉛は釣りの錘、ハンダの原料などとして重要な金属ですが、神経毒性の強い金属です。そのため、散弾銃の弾丸やハンダなどから鉛を無くす方向で時代が進んでいます。

鉛の化合物である酸化鉛$PbO_2$は、昔は白粉として用いられていました。そのため、遊女や歌舞伎俳優の中には、白粉のせいで命を縮めた者もいるといわれています。

ワインの酸味は、酒石酸によるものですが、これが鉛と化合すると甘い酒石酸鉛となります。そのため昔のヨーロッパでは、ワインに酸化鉛の白い粉を振って飲む習慣がありました。ベートーベンは、ことのほかにこれが好きだったといいます。ベートーベンの難聴は鉛中毒という説もあります。

## それ以外の金属

酵素の多くは金属とタンパク質が結合したものです。そのため、生体に含まれる金属の重量は少ないですが、その働きは重要です。少しの過剰でも体調に異変が起きるということを意味します。

### ❶ヒ素

昔からヒ素の毒性は、よく知られており、特に亜ヒ酸(三酸化二ヒ素)$As_2O_3$は、暗殺に使われる毒として有名です。日本でも毒の代名詞になっている「石見銀山ネズミ取り」は、石見銀山から出たヒ素化合物から作った亜ヒ酸でした。

日本の江戸時代のお家騒動や暗殺事件、ヨーロッパのルネサンス期の暗殺事件、あるいはナポレオンの暗殺説など、多くの暗殺事件でヒ素が用いられています。

### ❷青酸カリ

青酸カリ(シアン化カリウム)KCNは、サスペンスによく登場する猛毒です。猛毒とはいいますが、先の毒のランキング表で見れば、生物毒に比べればそれほどではなく、タバコのニコチンの方が猛毒です。

青酸カリは、工業的に重要な薬品です。その一番の特徴は、青酸カリ水溶液は、貴金属を溶かすということです。これは金鉱山で用いられます。金を含んだ鉱石を砕いて青酸カリ水溶液に漬けると金だけが溶け出します。鉱滓《こうさい》を棄てた後、溶液を濃縮し化学処理すれば効率的に金を採取できます。また、金メッキなどで使われます。

実際の現場では、青酸カリではなく同等品の青酸ソーダNaCNが使われます。ちなみに、NaCNの生産量は、日本だけで1年間に3万トンといいます。

SECTION 24

# 環境汚染物質

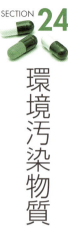

生物の命を直接奪うわけではありませんが、生物の棲む環境を悪化させ、徐々に病気になったり、生命力、繁殖力を落とす物質があるとしたら、これは、毒としかいいようがありません。

## SOx・NOx

硫黄Sの酸化物には、$SO_2$、$S_2O_3$、$SO_3$など多くの種類が存在します。そこでこれらをまとめてSOxと書き、ソックスと読みます。要するに硫黄酸化物です。全く同様に窒素酸化物をNOxと書き、ノックスと読みます。

SOxは、水に溶けると硫酸$H_2SO_4$や亜硫酸$H_2SO_3$などの強酸になり、NOxも同様に硝酸$HNO_3$などの強酸になります。SOxもNOxも発生源は石炭、石油などの化石燃料に含まれる硫黄、窒素化合物が燃焼することによって発生するものです。

## SOxの原因

日本でSOxが直接の原因になったものとしてよく知られているのが、三重県四日市市で起こった四日市ぜんそくです。これは、四日市市に大型生産施設を作ろうとの戦略から生まれたのが四日市コンビナートと呼ばれる工場群でした。稼働後しばらくして発生したのが、コンビナート周辺の住民のぜんそく症状でした。この現象は、四日市ぜんそくと呼ばれるようになりました。

調査でわかったのは、工場からの煤煙の到達地域とぜんそく発生地域が一致することでした。詳しい調査の結果、ぜんそくの原因は硫黄酸化物SOxによるものでした。この原因を除去する最善の施策は、工場の設備に脱硫装置を設置することです。

各工場が燃料や排煙から硫黄分を除く脱硫装置を設置した結果、現在では、新たなぜんそく患者の発生は抑え込まれています。

この施策が成功したのは、脱硫によって得た硫黄が、化学工業の原料として価値があることに由来します。SOxは化学工業の原料として有用です。そのため各工場は硫黄を硫黄鉱山から有料で購入していました。脱硫装置によってSOxを購入する必要が無くなり、他工場に売却することができるとしたら、脱硫装置は経済的に負の設備ではなく、工場に利益をもたらす正の設備となります。

## NOxの原因

ところが、NOxにはそのようないい話がありません。Noxの排出源の主なものに、自動車のディーゼルエンジンがあります。ここからはNOxを始めいろいろな有害廃棄物が発生します。その除去のために開発されたのが三元触媒です。

❶ NOxを窒素$N_2$と酸素$O_2$に分解する
❷ 一酸化炭素$CO$を二酸化炭素$CO_2$にする
❸ 燃え残りの炭化水素$C_mH_n$を二酸化炭素$CO_2$と水$H_2O$にする

しかし、この三元触媒の原料は、白金やパラジウムなど高価格な貴金属であり、できることなら使いたくないものです。2015年に明らかになったフォルクスワーゲン社のNOx排出量不正事件は、まさしくこのような背景で起こったものです。

## フロン

フロンは、炭素C、フッ素F、塩素Clからできた化合物であり、自然界には存在しない物質です。フロンは、気体もしくは沸点の低い液体です。当初は安定であり、しかも生物に害を与えないといわれていました。沸点が低いことからエアコンの冷媒、発泡ウレタンなどの発泡剤、電子デバイスの洗浄剤などとして多用されました。

## オゾンホール

1985年、南極上空にオゾン層の無い空間、オゾンホールが発見されたとの観測結果が報告されました。

地球には宇宙線という有害物質が雨のように降り注いでいます。この侵入を許したら生物の生存は難しいといわれています。この宇宙線を防いでいる天然のバリアがオゾン層なのです。オゾン層は上空20㎞ほどの空間に存在するオゾン分子$O_3$が特に多い空間です。

この空間に孔が空いたということは、有害な宇宙線が地表に届き、我々に害を与えていることを意味します。具体的な害としては皮膚ガン、白内障の増加が予想され、現実にそのような結果が現れているといいます。

そのため全世界で、1987年にモントリオール議定書を作り、フロンの作製、使用を制限しました。その結果、南極上空のオゾンホールは縮小したようですが、北極上空に新しいオゾンホールが現れたとの報告もあります。

●オゾンホール

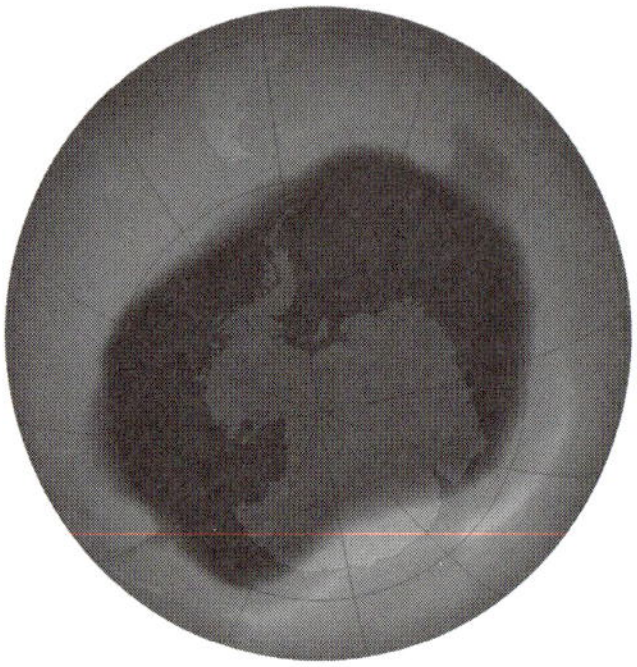

## 地球温暖化係数

物質には、熱エネルギーを保持する性質があります。それは一般に比熱という言葉で表されます。しかし、物質は自然界に置かれれば分解され、いつかは消滅します。地球温暖化係数というのは、そのようなことまで考慮したうえで、気体が地球の温暖化にどのように寄与するかを表した係数です。

通常の物質は年月が経てば分解するので、地球温暖化係数には100年、200年、500年等の各種年月スパンに対応した数値が用意されており、通常は100年用のもので議論します。係数であるからには基準が必要であり、それを二酸化炭素にしてあるので、二酸化炭素の地球温暖化係数は常に1です。いくつかの気体の係数を表にあげました。

●地球温暖化係数

| 名前 | 構造 | 係数 |
|---|---|---|
| 二酸化炭素 | $CO_2$ | 1 |
| メタン | $CH_4$ | 25 |
| 亜酸化チッ素 | $N_2O$ | 298 |
| トリフルオロメタン | $CHF_3$ | 14,800 |

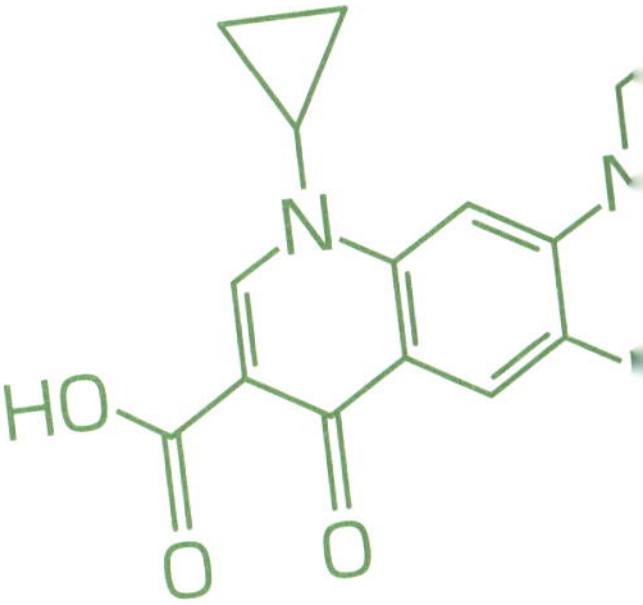


# Chapter. 6
# 天然物医薬品と合成医薬品

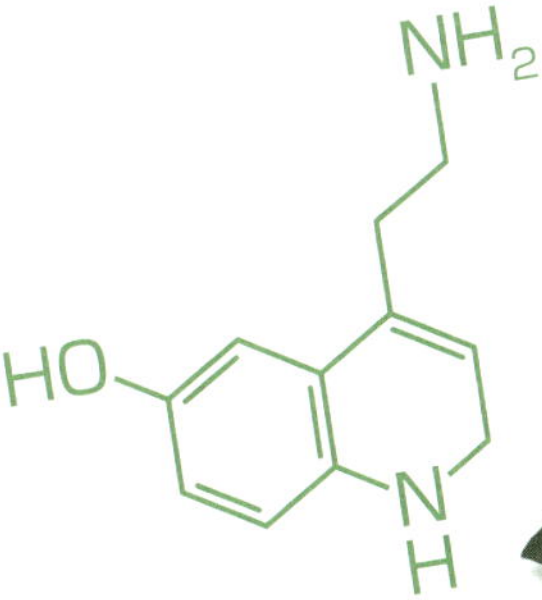


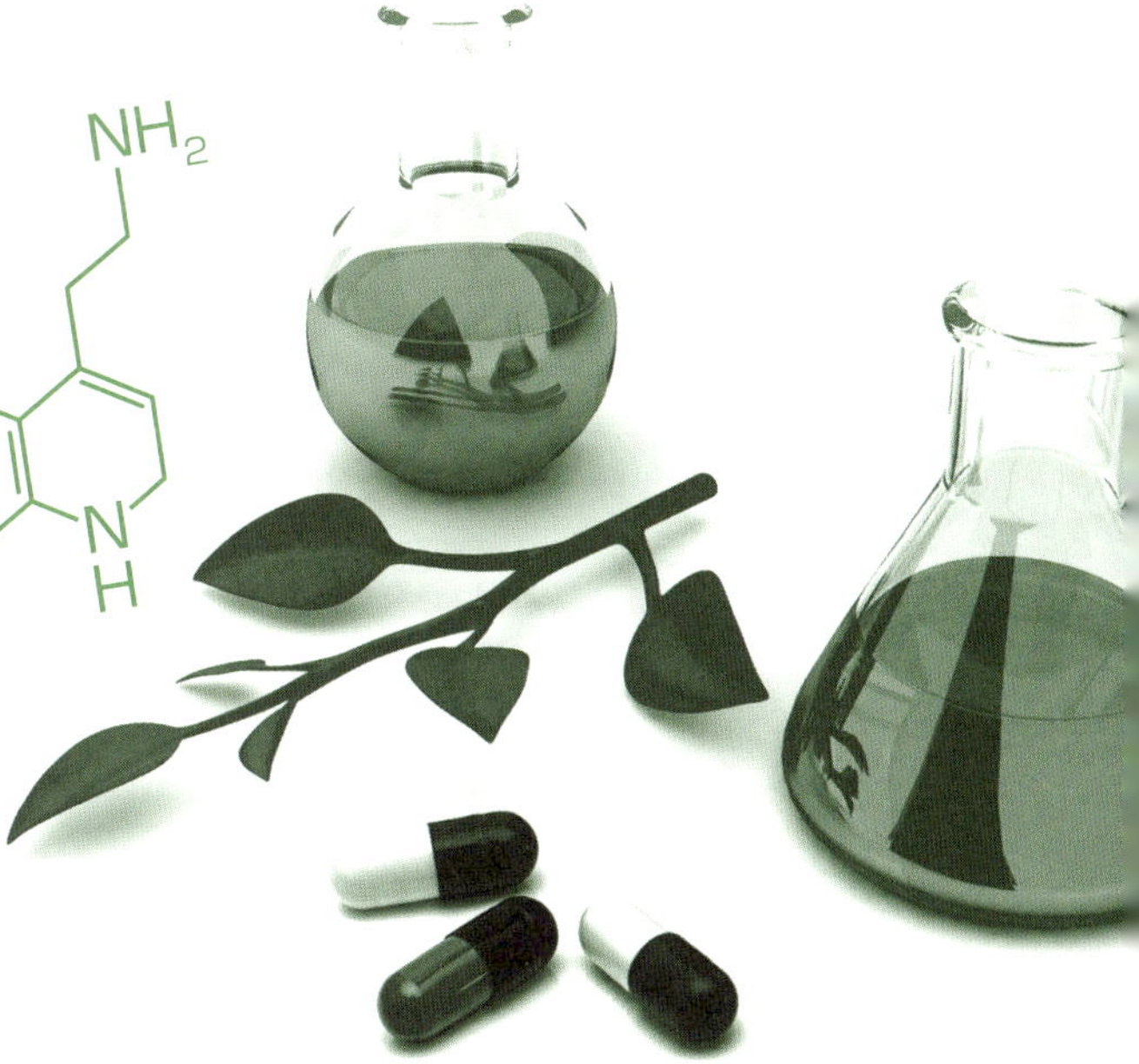

SECTION 25

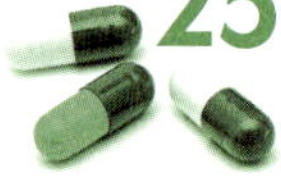

# 必須微量元素

医薬品には多くの種類があります。人類が歴史を通じて医薬品として用いてきたのは、植物・動物・鉱物などの天然物から得たものです。その後、化学の発達に伴って、天然の医薬品の有効成分を特定し、それだけを化学合成することができるようになりました。

例えば、人体を構成する物質には、骨格を構成するリン酸カルシウム、肉体を構成するタンパク質、脂質を構成する脂肪があります。また、植物では骨格を構成するデンプンやセルロースなどの多糖類が主なものです。これらを構成する元素は、ほとんどが炭素C、水素H、酸素O、窒素N等の非金属元素です。

## 生体に必要な微量物質

生体の生命機構を働かせるためには、このような主要物質だけでは無理です。生体は、複雑な生化学反応を行っており、そのためには各種の触媒が必要です。生体でその働きをするのが各種の酵素、補酵素です。そして、酵素、補酵素の重要な構成要因となって生命活動に重要な働きをしているのが生体必須微量元素といわれる元素です。

そのような元素の多くは金属元素です。金属元素が生体の構造に占める重量的な割合は非常に小さいですが、その機能的な割合は大きいのです。

●金属の摂取量と生体機能の関係

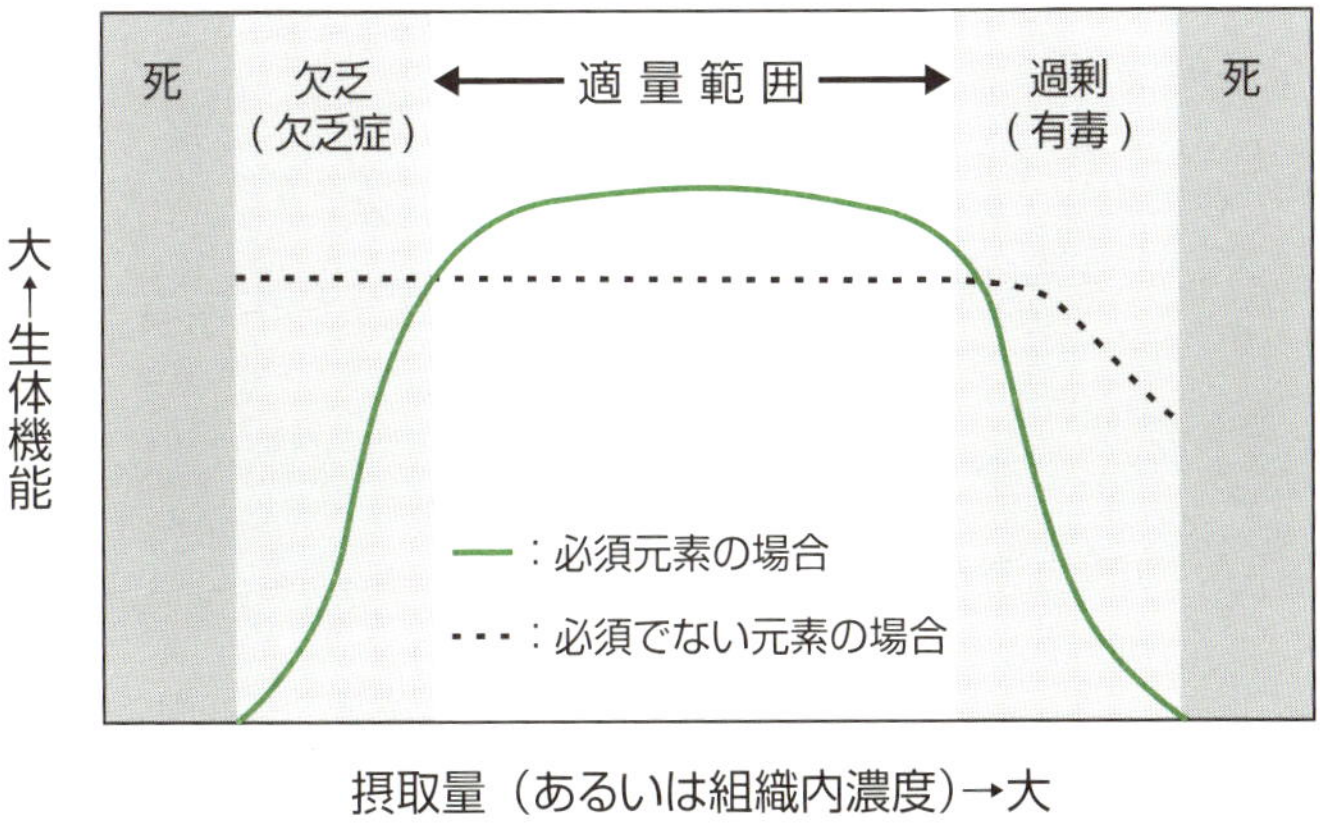

## 生体必須微量元素

生体は、その生命維持のために必要な元素の量を一定に保つ必要があります。これをホメオスタシス(生体恒常性)といいます。人体の場合、生命維持に必要な生体必須微量元素の質量は、せいぜい10g程度といわれています。

しかし問題は、その量の変化が生体に及ぼす影響です。生体必須微量元素以外の普通の元素では、その量が多かろうと少なかろうと、生体はそれなりに対応します。直ちに死に至るというような最悪のことはありません。

ところが、生体必須微量元素では違います。下限量より少なくなれば死を意味します。反対に上限量を超えても死に至るのです。これがこのような元素の摂取に関して難しい所なのです。

SECTION 26

# 必須微量物質

生体は各種の元素や分子を用いて化学反応を行い生命活動を維持しています。このような化学反応を一般に生化学反応といいます。多くの化学反応は、実験室で行う場合、酸や塩基を存在させ、反応温度も１００℃を超えることが多いです。

しかし、生体でそのような条件を満足することは考えられません。生体のような反応条件、すなわち、ほぼ中性で反応温度30℃前後、このような条件で複雑な生化学反応が進行するのは精密に設計された反応触媒が存在するからなのです。

このようなものが酵素であり、それを助けるビタミンやホルモンです。ビタミンやホルモンの必要量は、ごくわずかですが、それが欠乏すると生体は、深刻な不健康状態、すなわち疾患になります。その意味でビタミンやホルモンは、本質的な医薬品と見ることができます。ビタミンとホルモンは互いに異質のものと思われるかもしれませんが、本質的には同じものです。

すなわち、生体機能を調整する微量物質のうち、人が自分で作ることのできるものをホルモン、できないものをビタミンというだけの話です。

## ビタミン

ビタミンは酵素の働きを助ける補酵素の一種であり、少量で生体機能を調節する物質です。人は自分で作ることができないので食物として摂取しなければなりません。そのため、ビタミンが欠乏することがあり、そのときには体調に異常が現われます。これをビタミン欠乏症といいます。

## ビタミンの種類

ビタミンは、脂溶性と水溶性に分けることができます。

### ❶脂溶性ビタミン

水に溶けず、脂質に溶けるビタミン。食物中の脂肪と一緒になって複合体として腸管から吸収される。

## ❷ 水溶性ビタミン

水に溶け、脂質に溶けないビタミン。多くはそのままの形で腸管から吸収される。

### ●ビタミンの種類

| | ビタミン | 欠乏症 |
|---|---|---|
| 水溶性 | ビタミン $B_1$ | 脚気 |
| | ビタミン $B_2$ | 成長障害、粘膜・皮膚の炎症 |
| | ビタミン $B_6$ | 成長停止、体重減少てんかん様痙攣、皮膚炎 |
| | ビタミン $B_{12}$ | 巨赤芽球性貧血 |
| | ビタミンC | 壊血病 |
| | 葉酸 | 巨赤芽球性貧血 |
| | ナイアシン | ペラグラ |
| | ビオチン | 体重減少、皮膚炎 |
| | パントテン酸 | エネルギー代謝障害 |
| 脂溶性 | ビタミンA | 夜盲症、皮膚乾燥症 |
| | ビタミンD | くる病、骨軟化症 |
| | ビタミンE | 神経障害 |
| | ビタミンK | 出血傾向、血液凝固遅延 |

## ビタミン欠乏症

ビタミンが欠乏することによって起こる病気です。

### ❶ 夜盲症

先に見たように、ビタミンAは酸化されてレチナールとなる。レチナールは目の視細胞で重要な働きをする物質であり、そのため、ビタミンAが欠乏すると夜盲症になる。

### ❷ 脚気

ビタミン$B_1$の欠乏によって起こる。江戸、明治時代には多くあったが、最近では国内では見られない。

### ❸ 壊血病

ビタミンCは、コラーゲン生成を促進する。そのため、ビタミンCが欠乏すると血管などが弱くなり、出血しやすくなる。

## ホルモン

特定の臓器で生産され、血流に乗って特定の標的臓器に送られ、そこで機能を発揮する分子をホルモンといいます。

## ホルモンの種類

ホルモンには、多くの種類が知られていますが、よく知られたものにアミン系ホルモンとステロイド系ホルモンがあります。

アミン系ホルモンは、アミノ基$NH_2$を持つホルモンで、チロキシンやアドレナリンなどがあります。チロキシンは甲状腺で生産され、発育に関係します。一方、アドレ

●チロキシン、アドレナリン

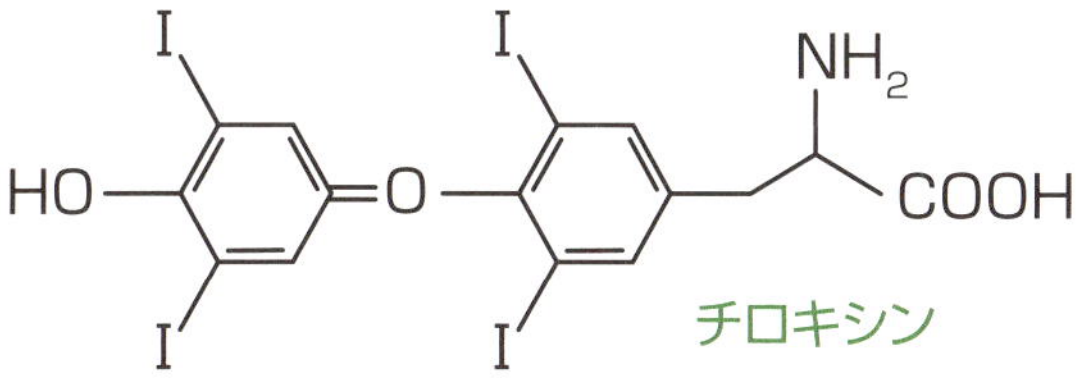


チロキシン

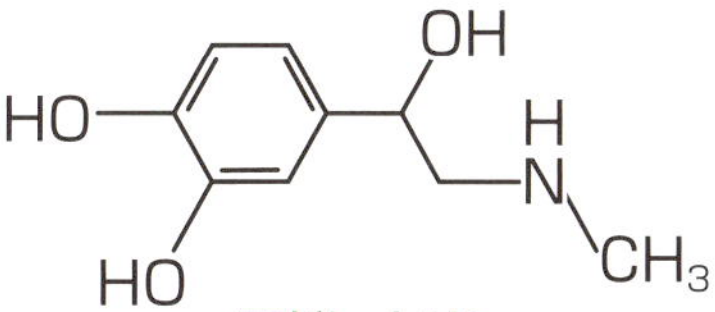


アドレナリン

ナリンは副腎髄質で生産され、血管や気管の拡張収縮などに作用します。

6員環3個と5員環が縮合した骨格をステロイド骨格といいます。また、ステロイド骨格を持つホルモンを一般にステロイドホルモンといいます。代表的なものに性ホルモンがあります。性ホルモンは生殖器で生産され、生殖器の発達や、妊娠、出産に関係するホルモンです。

## オータコイド

オータコイドは、局所ホルモンと呼ばれることもあります。普通のホ

●性ホルモンの構造

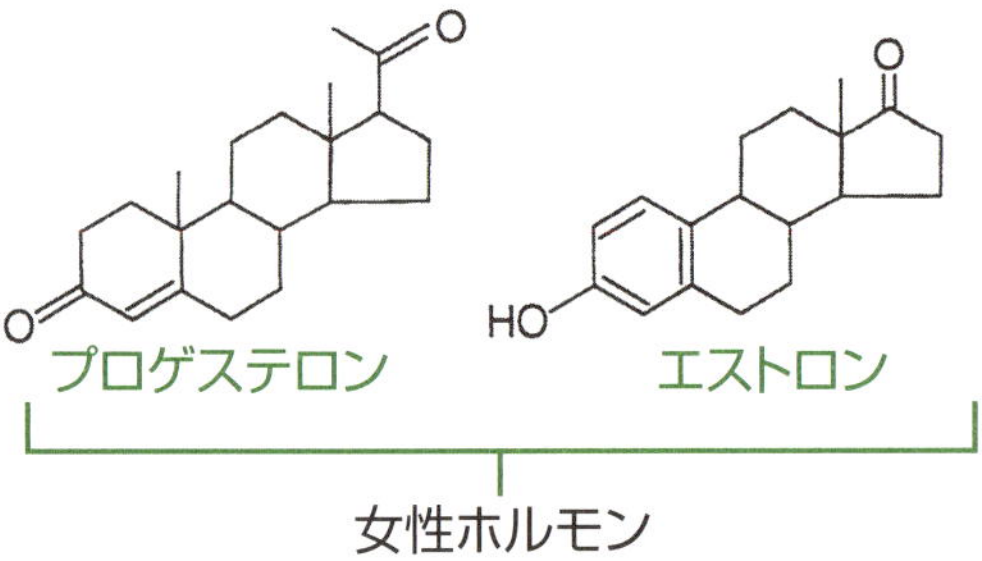


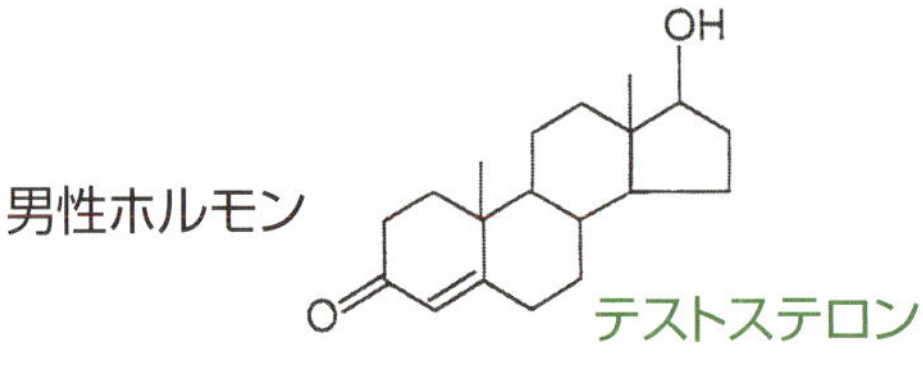

ルモンと違い、生体のさまざまな場所で生産され、その生産された部位の近くで働きます。

オータコイドの代表は、プロスタグランジンです。これは、人間の前立腺から発見されたもので、呼吸系、循環系、生殖系など幅広い器官に作用することが知られています。

また、ヒスタミンは、アミノ酸の一種であるヒスチジンから生産されるオータコイドです。ヒスタミンは、細胞膜に存在するヒスタミン受容体に結合し、呼吸、循環など幅広い器官に影響します。

## サプリメント

サプリメントは、栄養補助食品、あるいは健康補助食品と呼ばれ、健康維持のために必要な栄養素や微量元素を錠剤などにして手軽に摂取できるようにしたものです。

●プロスタグランジン、ヒスタミン

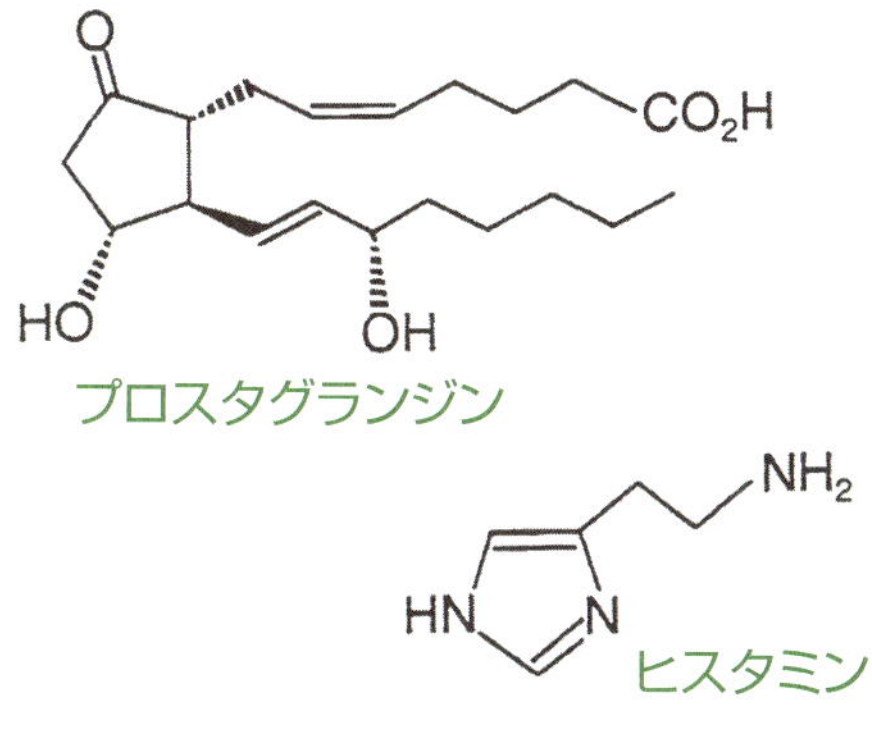


プロスタグランジン

ヒスタミン

## ダイエット剤

現代社会では、食べ過ぎで肥満になり、慢性的な成人病で悩まされている人が多くいます。これを解消しようと、ダイエット剤というものが出回っています。しかし、そのようなダイエット剤による事故が実際に起きています。

2002年には、中国製のダイエット食品に含まれたN-ニトロソフェンフルラミンで3人が死亡し、45人が1週間以上の入院となりました。また、2005年には同じく中国製のダイエット食品にマジンドールとシブトラミンという有害物質が入っており、それが原因とみられる死亡事故が起きています。

●N-ニトロソフェンフルラミン

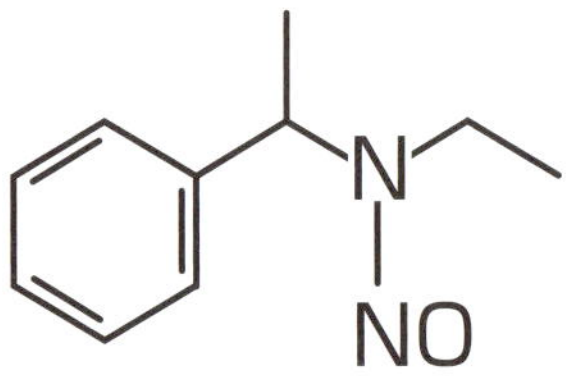

N-ニトロソフェンフルラミン

## コラーゲン補給剤

コラーゲンというのは、タンパク質の一種であり、人間の場合、全タンパク質のうち、30%はコラーゲンであるといわれるほど多いです。

最近、関節の動きをなめらかにするためのコラーゲン剤というものが出ています。コラーゲンに限らず、タンパク質は、アミノ酸分子が何百個も結合した巨大な天然高分子です。このようなものが腸壁から吸収されるはずがありません。タンパク質は胃酸でアミノ酸に分解され、その後、腸壁から吸収されます。吸収されたアミノ酸は、あるものは、さらに分解されて二酸化炭素と尿素とエネルギーになり、あるものは再結合してタンパク質になります。

しかし、コラーゲンから発生したアミノ酸が、またコラーゲンになるという確証はどこにもありません。

SECTION 27

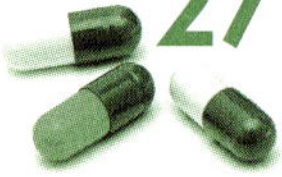

# 抗生物質

抗生物質というのは、微生物が分泌する物質で、他の微生物の生存を脅かすものをいいます。

## チャーチルの肺炎

第二次大戦後、抗生物質が華々しく登場した陰には、美しい話がありました。ペニシリンの発見者であるフレミングは、若い頃に、後に英国首相になるチャーチルが池で溺れているのを助け、それに感謝したチャーチル家がフレミングに学資を出したというのです。そのおかげで医学者になったフレミングがペニシリンを発見し、第二世界大戦末期、肺炎で苦しむチャーチルの命を救ったというのです。

本当か嘘かはともかく、多くの細菌性の疾患に対してペニシリンが驚異的な治療効果を示したのは間違いのない事実です。ペニシリンの発見を契機にその後、多くの抗生物質が発見されました。

## 抗生物質の種類

抗生物質の種類は大変に多いです。2015年のノーベル医学生理学賞を受賞した大村智、ウィリアム・セシル・キャンベル両氏の業績は寄生虫を殺す効果の強いアベルメクチンという物質を発見したことでありました。アベルメクチンを化学的に改変してさらに効果を高めたのがイベルメクチンと呼ばれる医薬品です。イベルメクチンは、アフリカの風土病ともいわれた寄生虫による失明を激減させたのです。

●ペニシリン

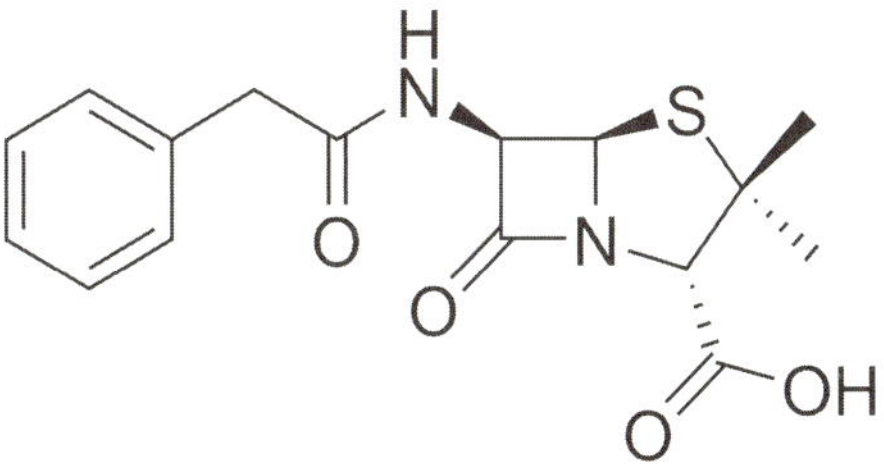

ペニシリン

## 耐性菌

抗生物質は驚異的な治癒力を示しましたが、問題が起こっています。それまで抗生物質によって撲滅された菌に、抗生物質が効かなくなったのです。すなわち、菌が抗生物質に対して抵抗力を獲得したのです。このような菌を耐性菌といいます。

耐性菌を撲滅するには、他の抗生物質を使わなければなりません。しかし、菌はその新しい抗生物質に対しても抵抗力を獲得するようになります。すると、また新しい抗生物質を探さなければならないというイタチごっこが始まるのです。

このような状況を打開する方法は二つ考えられます。一つは抗生物質をできるだけ使わないようにし、ここぞという時にだけ使うのです。

もう一つは、既存の抗生物質に化学的な反応を加え、分子構造の一部を変化させるのです。すると、菌はそれを新しい抗生物質と認識し、耐性が効かなくなる可能性があります。

# SECTION 28 漢方薬

天然物を医薬品として用い、それを体系的にまとめ上げたものが漢方薬です。漢方薬は、古代中国において神農と呼ばれる伝説の王が書き遺したという本草経から続く民族の医学、薬学的知恵をまとめたものです。

## 漢方薬の原料

漢方薬で用いる原料は植物、動物、鉱物あらゆるものに広がっています。次ページの表はそのうち、植物の主なものを挙げたものですが、多くは毒物や麻薬類です。毒物は、少量用いる場合には薬効がありますが、多く用いた場合には、ただちに命を奪います。

漢方薬は穏やかに効くというイメージがありますが、それは必ずしも正しくはありません。中には激しい効果を持つものもあり、使い方を誤ると副作用で命を脅かされることになります。

## 漢方薬と現代医学

漢方薬のうち、いくつかは現在、一般医薬品として市販されています。漢方薬というと、お茶のように乾燥した植物にお湯を注ぎ、その抽出液を飲むようなイメージがありますが、一般に市販されているものは、そのような形状ではありません。工場で抽出し、その抽出液を精製濃縮し、多くの場合、錠剤や粒剤として提供されています。

医薬品として利用される主な生薬や植物とその成分と薬効は次の通りです。

●漢方薬

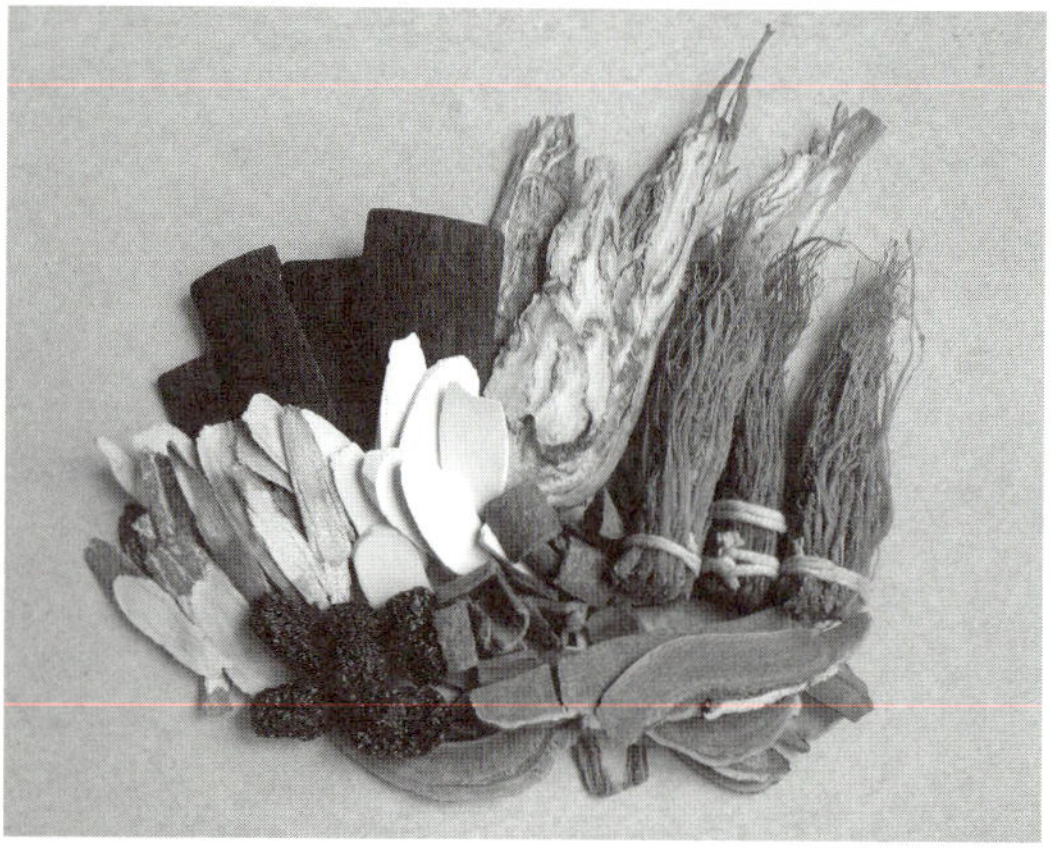

| 植物名・生薬名 | 成分名 | 薬理作用 |
|---|---|---|
| ロートコン、ベラドンナコン | アトロピン | 副交感神経遮断 |
| | スコポラミン | 副交感神経遮断 |
| オウレン、オウバク | ベルベリン | 健胃、整腸 |
| 茶、カカオ、コーヒー | カフェイン | 中枢興奮、利尿 |
| 楠 | d-カンファー | 局所刺激、強心 |
| コカノキ | コカイン | 局所麻酔 |
| アヘン | コデイン | 鎮痛、鎮咳 |
| | モルヒネ | 鎮痛 |
| | ノスカピン | 鎮咳 |
| | パパベリン | 鎮痙 |
| イヌサフラン | コルヒチン | 抗痛風 |
| ジギタリス | ジゴキシン | 強心、整脈 |
| | ジギトキシン | 強心、整脈 |
| マオウ | エフェドリン | 交感神経興奮 |
| 麦角菌 | エルゴメトリン | 子宮収縮、止血 |
| | エルゴタミン | 鎮痛、子宮収縮 |
| マクリ | カイニン酸 | 回虫駆除 |
| アンミ実 | ケリン | 冠動脈拡張 |
| ハッカ | メントール | 消炎 |
| カラバル豆 | サイソスチグミン | 抗コリンエステラーゼ |
| ヤボランジ | ピロカルピン | 副交感神経興奮 |
| キナノキ | キニジン | 抗不整脈 |
| | キニーネ | 抗マラリア |
| ミヨブヨモギ | サントニン | 回虫駆除 |
| ストロファンツス | G-ストロファチン | 強心、整脈 |
| タチジャコウソウ | チモール | 殺菌(外用) |
| クラーレノキ | ツボクラリン | 骨格筋弛緩 |

SECTION 29

# アスピリン

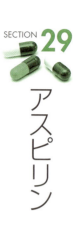

一般に漢方薬は、天然の物質そのものを医薬品として用いるのに対して、ヨーロッパの医薬品は天然物から薬効性のある化学物質だけを純粋な形で取り出したり、あるいは、その化学物質を化学的に合成したりします。さらには自然界に存在しない化学物質を作り出して医薬品として用います。合成医薬品の元祖ともいうべきアスピリンは、１８９９年にドイツのバイエルン社が発売して以来１２０年近くたった現在もアメリカだけで年間１万６０００トンが消費されています。

## アスピリンの開発

アスピリンもその母体は天然物です。日本には楊柳観音という仏様があります。柳の小枝を持った観音様であり、病気を治してくれると信じられています。柳の薬効は古代ギリシアでも知られており、哲学者ヒポクラテスもそのことについて触れています。江戸時代には歯が痛むときには柳の小枝を噛んだといいます。

柳の枝から薬効成分を分離したのは19世紀のフランスにおいてでした。それはサリシンと呼ばれる物質で、大変苦く服用するのは困難でした。サリシンは配糖体といわれるもので、分子にグルコース(ブドウ糖)が結合したものでした。そこで、この糖を化学的に切断して除いた過程で化学変化が起きて生じたのがサリチル酸でした。

検査の結果、サリチル酸には、解熱鎮痛作用があることがわかりましたが、やはり致命的な欠点がありました。それは酸性が強いため胃の粘膜を傷つけるということでした。そこで開発されたのが、サリチル酸と酢酸$CH_3COOH$を反応させて得られたアセチルサリチル酸でした。これは飲みやすく、かつ充分な薬効があったため、アスピリンの商品名で市販されたのでした。

## アスピリンの同族薬

サリチル酸に、メタノール$CH_3OH$を作用するとサリチル酸メチルが得られます。これは筋肉に対する消炎作用があり、筋肉疲労、筋肉痛の薬剤として多用されています。

また、サリチル酸にアミノ基$NH_2$が結合したパラアミノサリチル酸は、ニッパスカルシウム、あるいはパスの一般名で肺結核の薬として用いられています。

さらに、母体のサリチル酸にも、皮膚のイボの治療薬、あるいは各種食品の殺菌剤、保存剤として活躍するなど、サリチル酸の一族は、非常に簡単な構造の分子であるにも変わらず、現代社会に欠かせない医薬品として君臨し続けています。

●アスピリンの同族薬

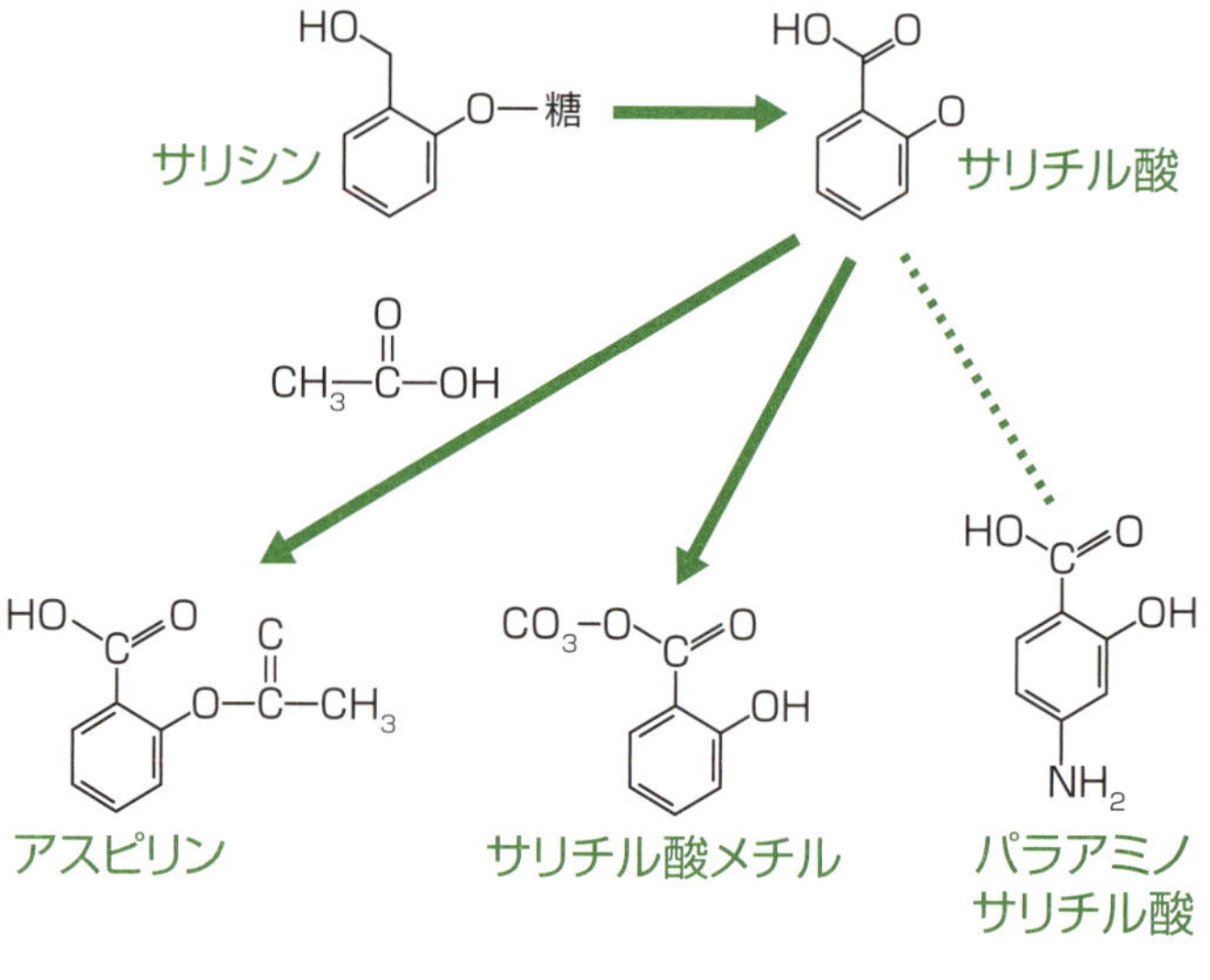

SECTION 30

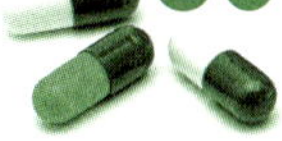

# 合成抗菌薬

いわゆるバイキンを撲滅する薬を抗菌薬といいます。先に見た抗生物質も抗菌薬の一種です。ここでは、化学的に合成した抗菌薬を見てみましょう。

## サルバルサン

サルバルサンは、梅毒の治療薬ですが、人類が最初に合成した化学療法剤として有名です。

ドイツの化学者パウル・エーリッヒは、細菌を選択的に染める色素を研究していました。その結果、動物細胞を染めずに細菌だけに作用する染料があるのだから、人体に影響を与えずに、感染している細菌だけを殺す色素があるのではないかと思い、弟子の日本人の秦佐八郎とともに研究を進めました。

毒物として知られていたヒ素を用いて、さまざまな化学物質を合成し、それが梅毒に効くかどうかを試験していきました。その結果1910年に、606番目に試した化学物質が梅毒菌のスピロヘータに効くことがわかり、医薬品として市販されました。そのため、この薬はサルバルサン606号といいました。

サルバルサンの構造は、長い間、図のAのような二重結合を持った二量体であると思われていました。しかし最近、最新の分析機器を用いて再検査したところ、図のBあるいはCのような三量体あるいは五量体の

●サルバルサンの構造

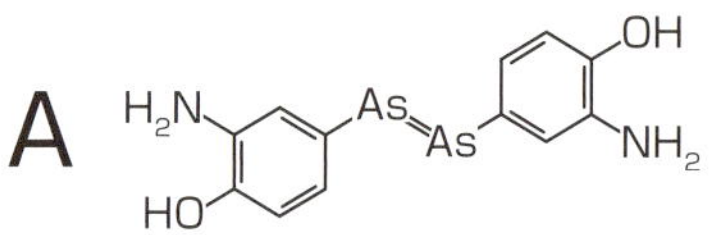


サルバルサン(当初提出された構造)

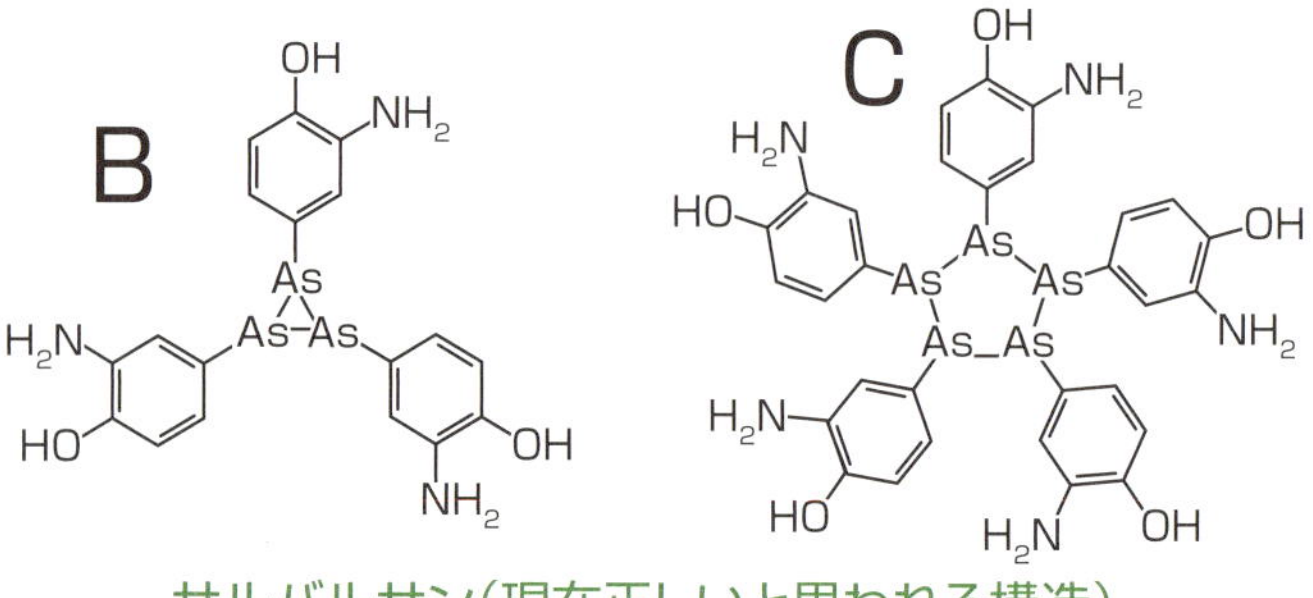


サルバルサン(現在正しいと思われる構造)

環構造をしているといいます。ただし、体内に入ると分解して単量体となって作用するものと思われます。

サルバルサンは副作用が強く、さらにその後、抗生物質など優れた抗菌剤が開発されたこともあり、現在では使用されることはなくなりました。

## サルファ剤

ドイツの化学者ゲルハルト・ドマークは１９３５年に、自分の開発した染料のプロントジルに抗マラリア作用があることを発見しました。そこで、たまたま自分の娘が敗血症を起こしたとき、プロントジルを投与したところ、娘は奇跡的に回復して命が助かったのです。

その後の研究により、プロントジルの持つスルフォン基$-SO_2-$が抗菌作用を持つことが明らかとなり、次々とスルフォン基を持つ薬剤が開発されました。これを一般にサルファ剤といいます。ドーマクは後に、プロントジルの開発によって、ノーベル医学賞を受賞しました。

サルファ剤は、細菌のみならず真菌や原虫にも効果を示します。これはこのような生物が持つ葉酸合成系を阻害するためです。そのため、淋菌、大腸菌、赤痢菌、サルモネラ菌等に大きな効果を示しました。人間には、葉酸合成系はないので、人間に対して害がなく、病原体にのみ選択的に作用するのです。一般名のスルファメトキサゾールなどがよく知られています。

## キノロン系抗菌剤

キノリン骨格を持つ抗菌剤を一般にキノロン系抗菌剤といいます。抗マラリア

●プロントジル、スルファメトキスサゾール

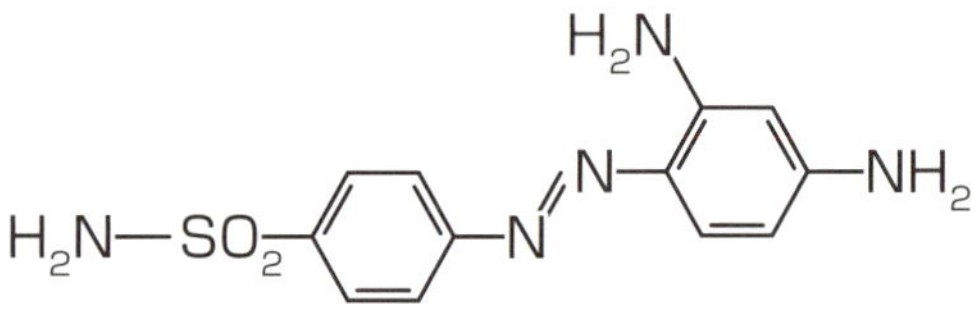

プロントジル

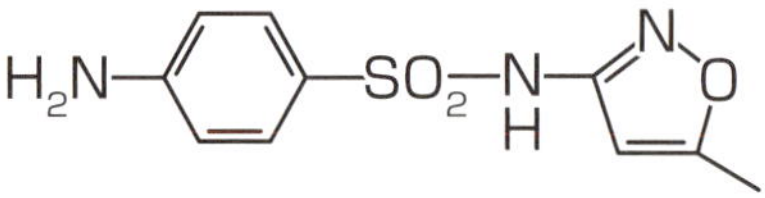

スルファメトキスサゾール

薬であるクロロキン合成の研究をしていた際にできる副生成物が、細菌の増殖抑制効果があることが発見されました。このことをヒントにして1962年に合成されたものが最初のキノロン系抗菌剤です。その後、次々と新しい抗菌剤が開発されました。

キノロン系抗菌剤は、細菌のDNA合成を阻害することがわかっています。DNAができなければ細胞分裂もできないので、細菌は死滅するわけです。キノロン系抗菌剤は一般に腸内から吸収されやすく、そのため、服用によっても静脈注射と同じ程度の効果が得られるといいます。各種の細菌性疾患に広く用いられており、シプロフロキサシンなどがよく知られています。

●キノリン骨格、シプロフロキサシン

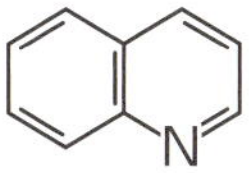


キノリン骨格

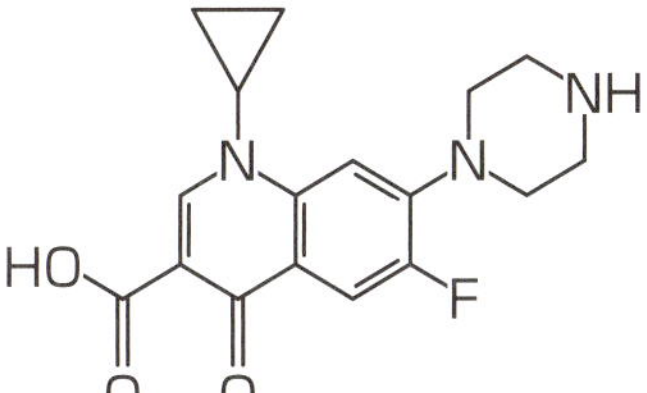


シプロフロキサシン

SECTION 31

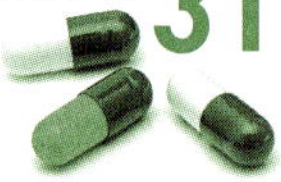

# 麻酔薬

麻酔薬は現代の魔法ということができます。現代医学で外科手術の分野が成り立つのは、麻酔という技術があるからです。医療技術の影に隠れているように見えますが、実は麻酔医療こそ現代医療技術を支えている分野なのです。

麻酔は、大きな手術に用いられるように全身の意識と痛覚を除去する全身麻酔と、歯科医などが行う神経抜糸等のような局所的な麻酔に分けて考えることができます。

## 全身麻酔薬

全身麻酔薬は、内臓手術のように全身に渡る痛覚を失わせる薬剤です。しかし、生きた人体をメスで切断する場合には、痛覚はもとより、それに逆らうような筋肉の収縮、硬化が起こります。実は手術を行う医師の側から見ると、この生体の反応こそが問題なのです。

したがって、全身麻酔剤に要求される能力は、患者に痛みを感じさせないのは最低能力です。その上に、手術をする医師の働きを妨げることなく、しかも手術が終わった後には、何事も無かったように患者が復帰することが要求されます。

全身麻酔は世界中で毎日何千例と行われていますが、実はその機構は未だわかっていません。細胞膜が関係しているといわれますが、それ以上の事は不明なのです。

全身麻酔には、2つの種類があります。それは吸入麻酔薬（気体）と静脈麻酔薬です。

## 華岡青洲の全身麻酔

世界最初の全身麻酔手術は、1804年に行われた華岡青洲の乳ガン摘出手術といわれています。青洲はマンダラゲ（朝鮮朝顔）、トリカブトなど6種類の薬草を取りあわせた薬を独自に調合し、それを服用させることによって全身麻酔を行ったとされています。

動物実験の後、人体実験に移りましたが、実験台になることを申し出たのは、青洲の母と妻でした。度重なる実験によって母は亡くなり、妻は失明しましたが、ついに全身麻酔薬が完成しました。ヨーロッパで完全麻酔が成功したのは、それから40年後といわれています。

## 吸入麻酔薬

吸入麻酔薬は、患者の吸入する気体に麻酔薬を混ぜるもので、患者は意識しないうちに麻酔状態に陥ります

全身麻酔薬の種類は、歴史的にみると吸入麻酔薬が多いです。代表的なものとしてハロタン（フローセン）や亜酸化窒素（笑気）$N_2O$などが挙げられます。亜酸化窒素は、痛覚を鈍化する作用は大きいものの、麻酔作用全般としては効果が小さいので、最近では使用頻度は小さくなっています。その他には、イソフルラン（フォーレン）などがあります。

## 静脈麻酔薬

静脈注射によって全身麻酔を行うものです。代表的なものとしてチオペンタール（ラボナール）、プロポフォール（ディプリバン）、ドロペリドール・フェンタニル（タラモナール）などがあります。

## 局所麻酔

体の一部の痛感を麻痺させるもので、歯科医が行うものが典型です。これは神経の経路を一部麻痺させることで達成されます。すなわち神経細胞の軸索にあるナトリウムチャネルの働きを阻害し、神経細胞内の情報伝達を阻害するのです。薬剤としてはリドカインなどがよく用いられます。

●ハロタン、リドカイン

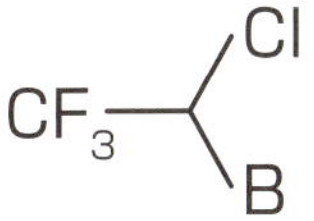


ハロタン

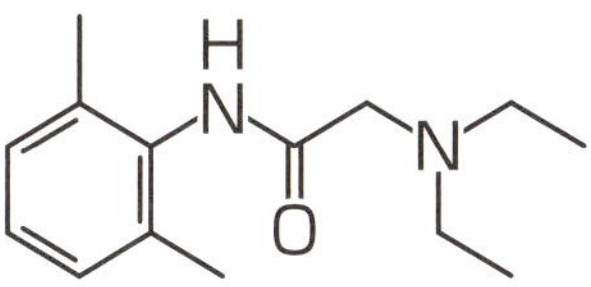


リドカイン

SECTION 32

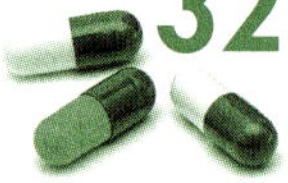

# 抗ガン剤

ガンは、正常細胞のＤＮＡが突然変異することによって起こるものとされています。その発生機構は二段構えと考えられています。すなわち、イニシエーターと呼ばれる原因物質がＤＮＡに傷をつけます。ただし、この傷は修復可能であり、実際に体内にあるＤＮＡ修復酵素が修復して元に戻します。

ところが、この傷にプロモーターと呼ばれる物質が働くと、傷をさらに広げてガン化の元になるのです。この状態になると修復は困難となり、ガン細胞が増殖してガン腫瘍となります。

ガンは不治の病といわれたのは昔の話で、今では普通の病気と同じように完治して社会復帰できる病気となりました。それは治療法の進歩によるものであり、治療法には、外科的手術、放射線療法、化学療法の３種類があります。

## 化学療法の一般

化学的療法は、医薬品を用いるものであり、そのための薬剤を抗ガン剤といいます。抗ガン剤には、多くの種類がありますが、主にアルキル化薬、白金化合物、代謝拮抗薬、トポイソメラーゼ阻害薬、微小管阻害薬、抗生物質に分けることができます。

ガン細胞を含めて全ての細胞は、細胞分裂を行いますが、それには周期がありります。すなわち、DNA合成を準備するG1期、DNAを合成するS期、細胞分裂を準備するG2期、そして実際に細胞分裂を行うM期です。抗ガン剤は、ガン細胞

●細胞周期

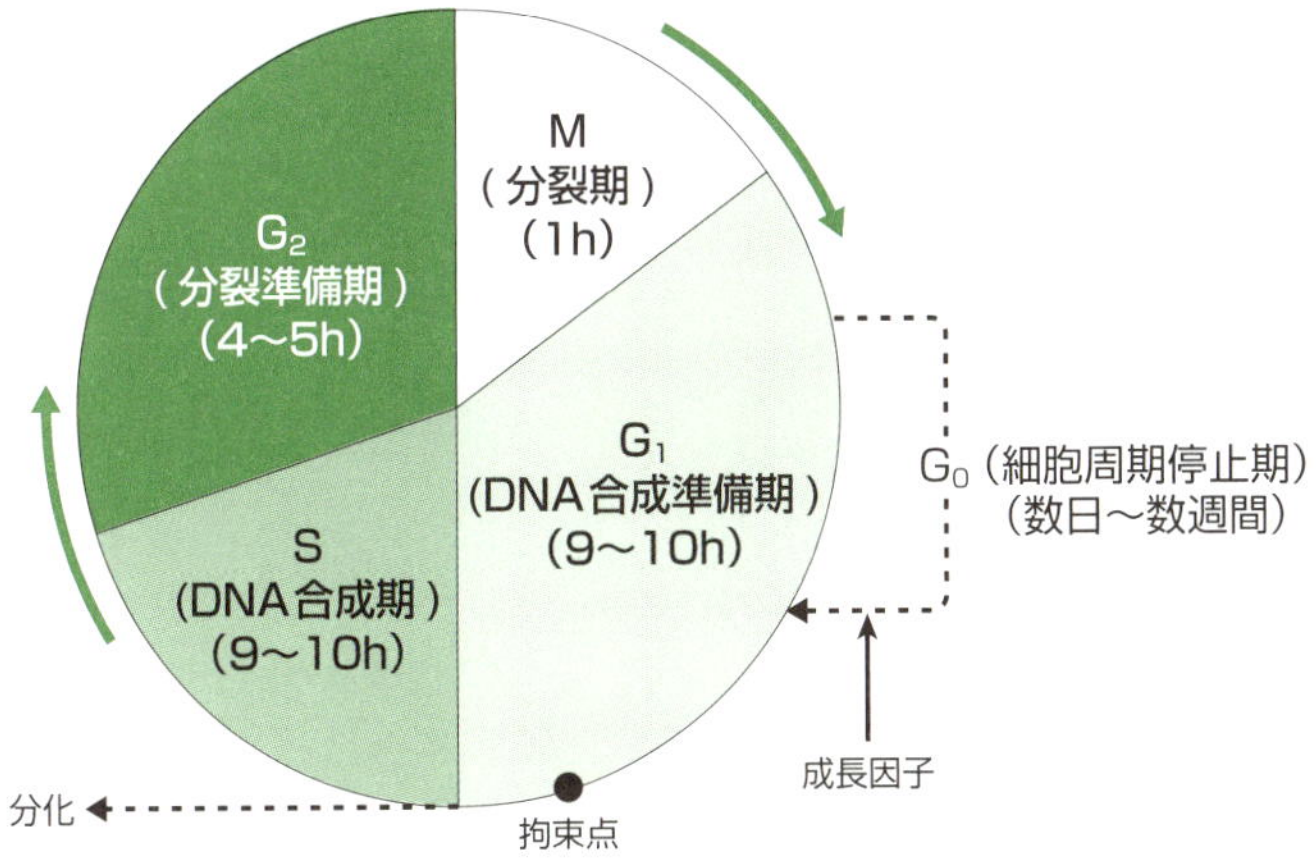

のどの周期にでも効くのではなく、抗ガン剤の種類によって効く時期が異なります。

すなわち、アルキル化薬は、細胞周期に関係なく働きますが、ステロイドは、G1期に働き、代謝拮抗薬やトポイソメラーゼ阻害薬はS期に働き、微小管機能阻害薬はM期に働くことが知られています。

多くの抗ガン剤で問題になるのは副作用の強さです。代表的な副作用として、吐き気(嘔吐)、脱毛、免疫力低下による感染症発症、食欲不振、便秘などがあります。

## アルキル化薬

アルキル化薬は、ガン細胞のDNAを攻撃して、二重らせんを構成する2本のDNA鎖の間に架橋構造を

●シクロホスファミド、シスプラチン

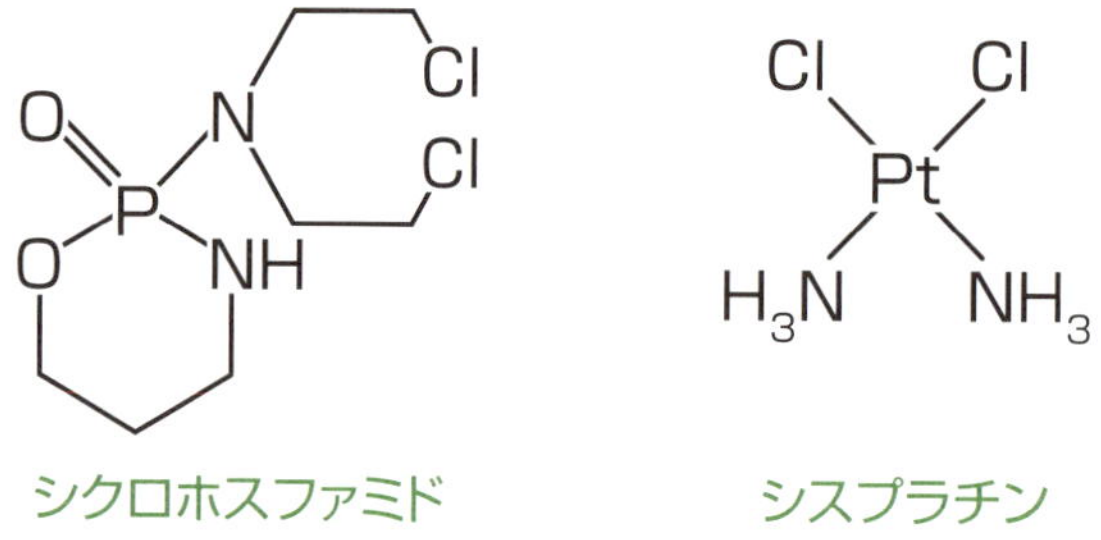

作ります。この結果、DNAの複製には、二重らせん構造が解けて1本ずつのDNA鎖になることが必要です。ところが架橋構造のために二重らせん構造を解くことができません。そのため、DNAの複製ができなくなり、細胞分裂もできなくなるのです。つまり、ガン細胞は分裂増殖することができなくなるのです。

アルキル化薬は、シクロホスファミドなどが知られています。またシスプラチンなどの白金製剤も機構的には似たものです。

## 代謝拮抗剤

代謝拮抗薬は、DNAの構成要素のプリンやピリミジンのイミテーションです。細胞周期のS期に、ガン細胞のDNA周辺にこの薬剤が来ると、DNAは正規のプリンやピリミジンと間違えてこのダミーを取り込んでしまいます。

その結果、正常なDNAを作ることができなくなり、DNAの分裂複製も細胞分裂もできなくなり、ガン細胞の増

●5-フルオロウラシル

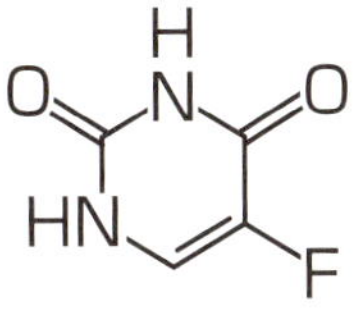

5-フルオロウラシル

殖は抑えられることになるのです。代謝拮抗薬の代表として5-フルオロウラシル（5-FU）が挙げられます。

## 微小管機能阻害剤

微小管は、細胞中にある直径約25ナノメートルの管状の構造であり、タンパク質からできています。細胞分裂の際に重要な役割をすることが知られています。微小管機能阻害剤は多くが植物性アルカロイドであり、微小管の形成あるいはその機能を阻害することによって、ガン細胞の細胞分裂を妨害します。

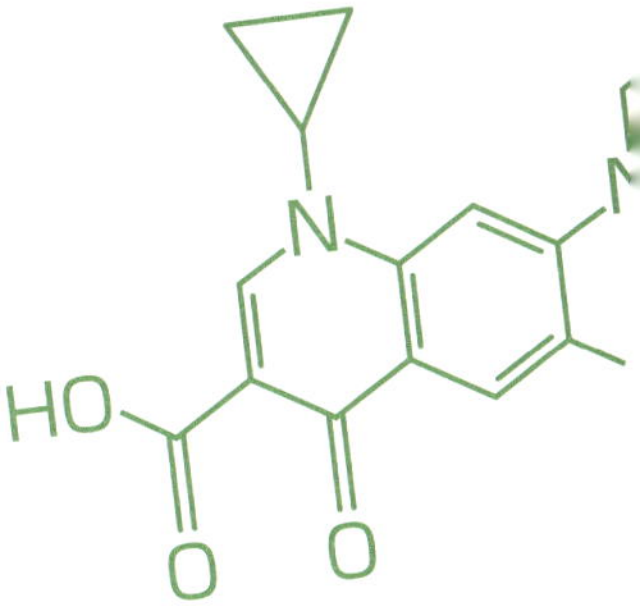


# Chapter. 7

# 特殊な医薬品

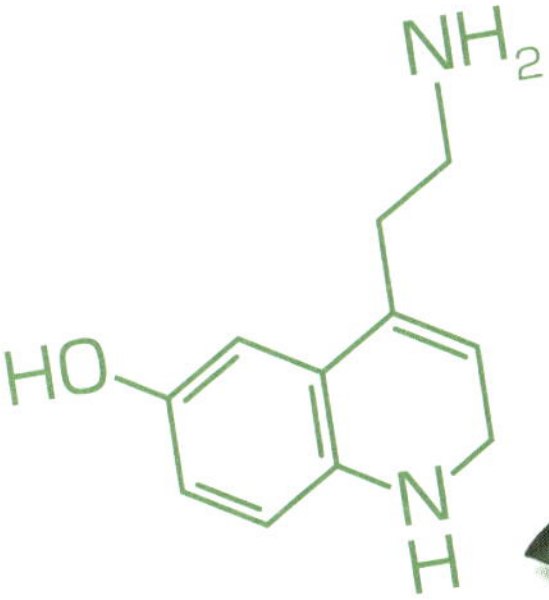


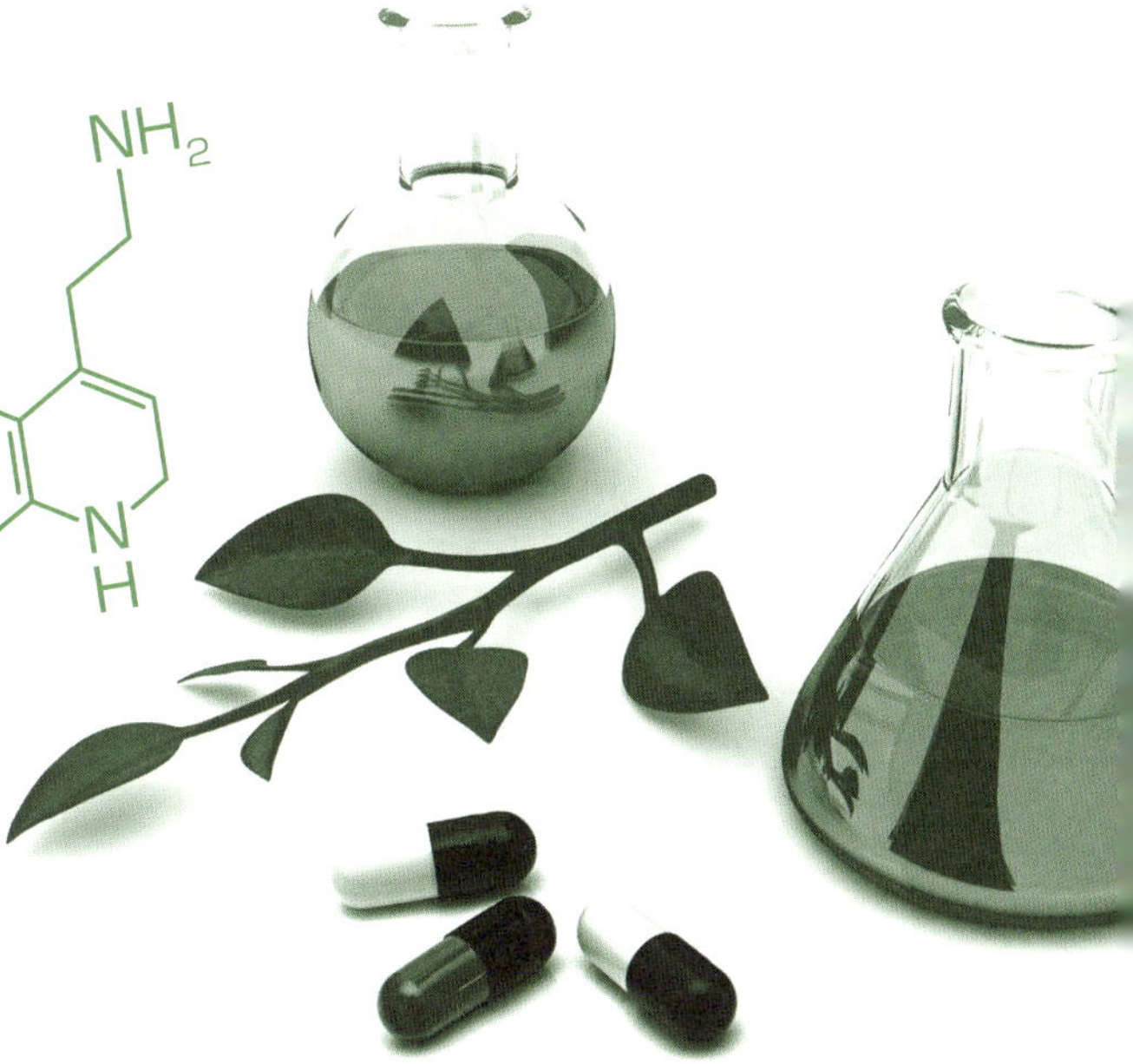

SECTION 33

# 分子膜DDS

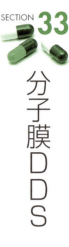

医薬品の歴史は、紀元前２７００年以前の神農までさかのぼるほどの歴史を持ち、その間も進歩発展を続けてきました。近年では、天然医薬品の分子構造解析、合成医薬品の開発によって新規で強力な医薬品が登場しました。一方、天然医薬品は20世紀になってから抗生物質という驚異的な医薬品を人類に授けてくれました。

化学の進歩は加速度的です。20世紀になってから、化学は新しいタイプの分子構造物を開発しました。それは超分子であり、その一例は液晶として我々の日常生活になくてはならないものになっています。超分子は医療の分野にも進出しています。

## 分子膜

有機分子には、アルコールのように水に溶ける親水性のものと、石油のように溶けない疎水性のものがあります。ところが、一分子の中に親水性部分と疎水性部分を併せ持つ分子もあり、これを両親媒性分子といいます。名前は難しいですが、洗剤などの界面活性剤が典型です。

## 分子膜の生成

下の図は石鹸の分子です。$CH_3-CH_2-CH_2$…部分が疎水性であり、COONa部分が親水性です。この分子を水に溶かすと、親水性部分は水中に入りますが、疎水性部分は入らないので、分子全体としては水面に浮かぶことになります。濃度を高めると水面はビッシリと両親媒性分子で覆われます。この状態を分

●中性洗剤と石けんの分子構造

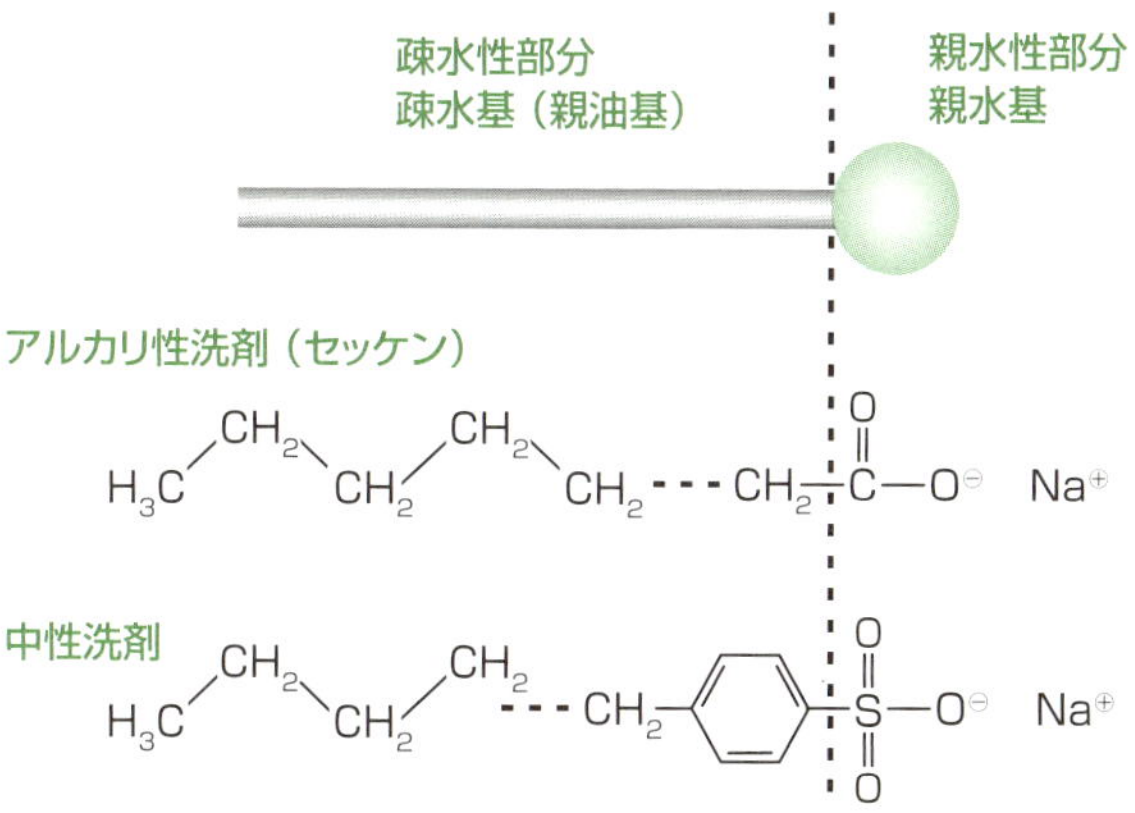

子でできた膜と考えて分子膜と呼びます。

分子膜の特徴は、分子の間に結合が無いことです。分子は集まっているだけです。したがって自由に移動することができ、また、分子膜から離脱することも戻ることも自由です。

## 二分子膜とベシクル

分子膜は、重ねることができます。このようにしてできた膜を二分子膜といいます。分子膜は袋状になることもでき、二分子膜でできた袋を一般にベシクルといいます。

特別珍しいものと思うかもしれませんがそうではありません。シャボン玉は、親水部分を接した二分子膜でできたベシクルです。膜の合わせ

●両親媒性分子と分子膜状態

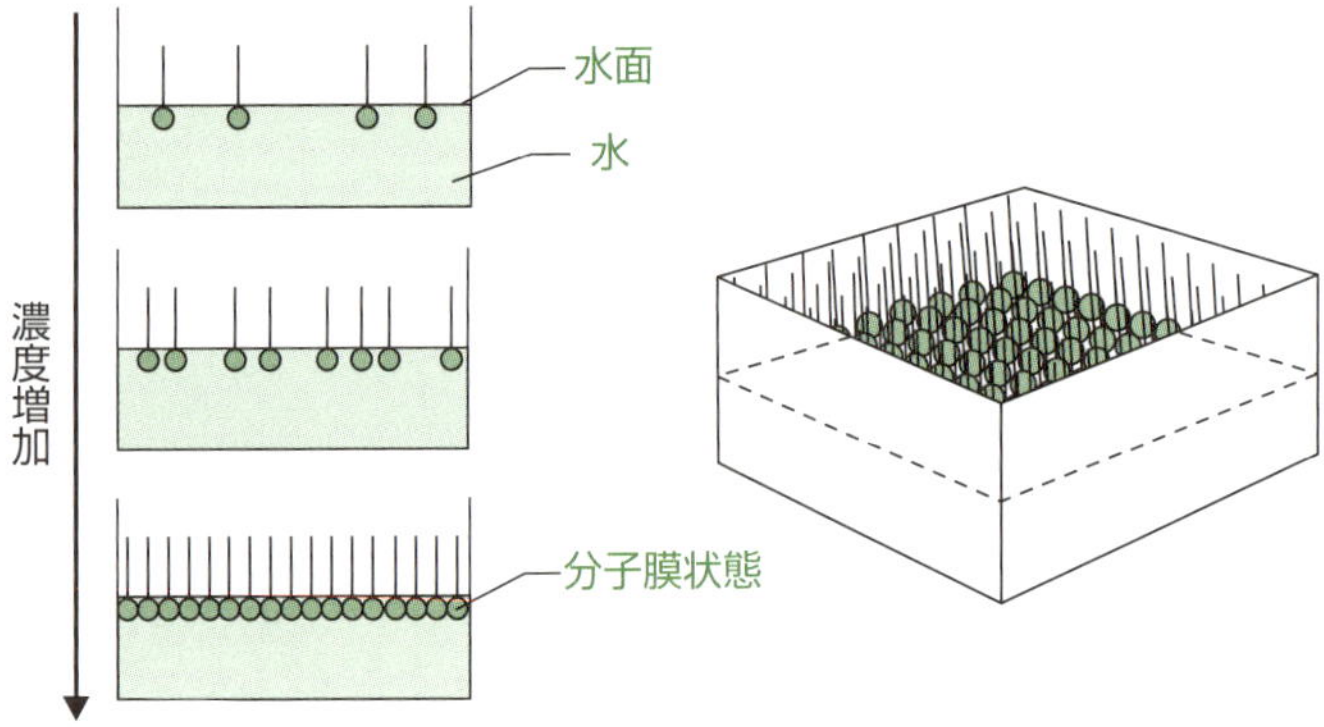

目に水分子が入っています。シャボン玉は壊れると石鹸水に戻り、ストローに着けて息を吹き込めばまたシャボン玉になります。これは石鹸分子の間に結合が無いからです。

細胞膜も二分子膜ですが、シャボン玉とは反対に疎水性部分で接しています。実際の細胞膜では、分子膜の中にタンパク質やコレステロールなど各種の物質が挟み込まれています。これらの物質は、水面に浮く船のように膜内を自由に動くことができます。また、膜から離脱することもできます。

## DDS

抗ガン剤の持つ問題点の一つは、副作用が激しいことです。これは、抗ガン剤がガン細胞だけで

● シャボン玉と細胞膜

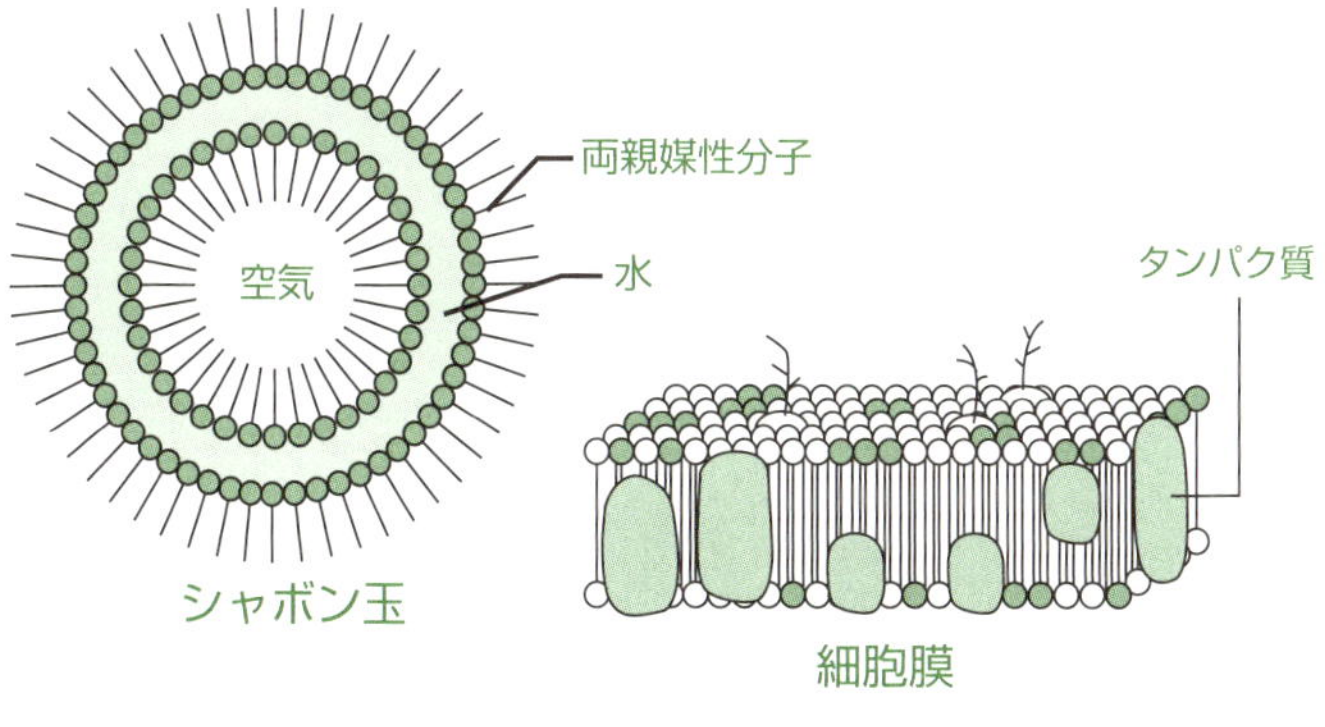

なく、正常細胞をも攻撃することによります。これを避けるためには、抗ガン剤をガン細胞だけに集中させればよいのです。このように薬剤を特定の目標に届けるシステムをDDS(drug dilvery system)といいます。

原理的なモデルとしては、マイクロカプセルに抗ガン剤と鉄粉を入れたものを患者に服用させ、ガン細胞の近くに手術で磁石を埋め込んでおくのです。血流に乗って移動するカプセルは、ガン細胞の近辺に集まり、滞留し、そこで溶けて抗ガン剤を放出します。

このマイクロカプセルとして注目されているのがベシクルです。そして、ガン細胞を検知するセンサーとして注目されているのが、ガン細胞の細胞膜に存在するガンタンパク質です。これをベシクルの二分子膜中に埋め込んで置くのです。するとベシクルは、タンパク質同士の親和性によってガン細胞に引き寄せられるというわけです。

●薬剤配送システム(DDS)の概念

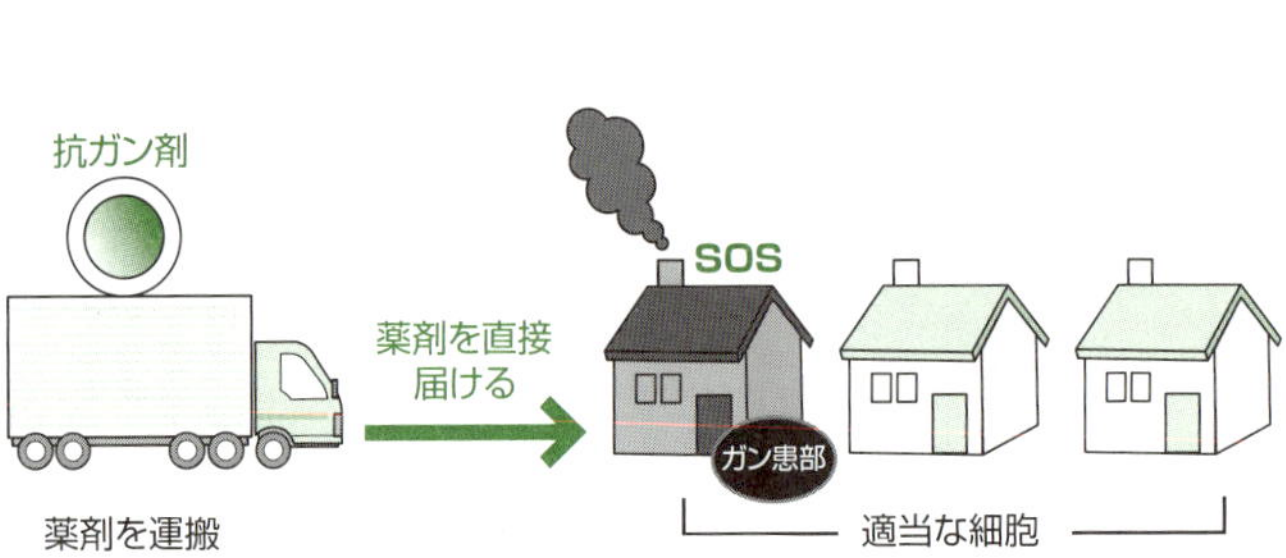

# SECTION 34 分子膜薬剤

分子膜は薬剤などの容器としてだけでなく、疾病を治す薬剤としても働くことが期待されています。そのような例を見てみましょう。

## ベシクル抗ガン剤

細胞膜に埋め込まれているタンパク質は、周囲をそのタンパク質固有の脂肪、境界脂質で覆われています。

人工ベシクルにガンタンパク質固有の境界脂質を埋め込んだダミー細胞を作ります。このダミーをガン細胞の近くに置くと、ガン細胞のタンパク質は、ダミーの分子膜に移動してくるのです。

細胞膜中のタンパク質は、酵素などとして働くものが多く、生化学反応において重要な役割を担っています。このタンパク質が欠落するということは、その細胞が生存のために必要な生化学反応を充分に行うことができなくなるということを意味します。すなわち、細胞の死であり、この場合はガン細胞の消滅、ガンの治癒を意味します。

この抗ガン剤は、従来の薬剤の概念を変えるものです。従来の薬剤は薬剤分子そのものが疾病を治すものでした。しかし、このベシクル抗ガン剤は違います。ベシクルを作る両親媒性分子に薬剤としての能力は全くありません。境界脂質も同様です。ところが、両親媒性分子がベシクルという分子構造体を作り、境界脂質と組み合わさってダミー細胞という構造体になると抗ガン作用を発揮するのです。

●ベシクル抗ガン剤

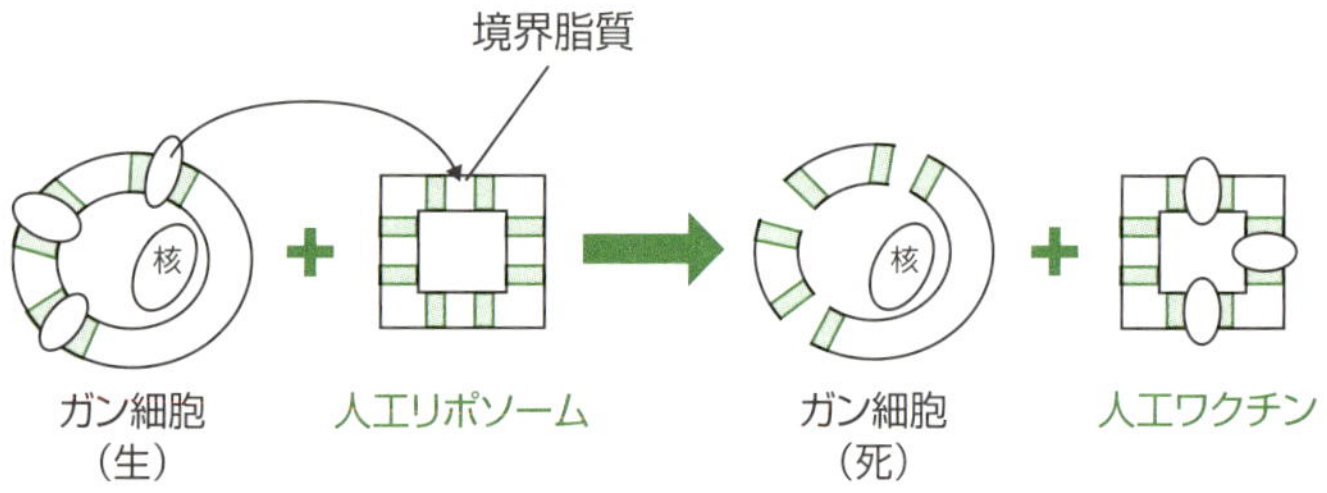

## ベシクルワクチン

ダミー細胞が、ガンタンパク質を獲得したということは、ガン細胞の性質の一部を受け継いでいる可能性があります。しかし、もちろんダミーはダミーであり、細胞ではないので増殖することはなく、ガンになることもありません。

病原菌の性質は持っていますが、増殖能力はないのです。これはワクチンの考え方です。つまり、このダミー細胞はガンワクチンの可能性を持っているのです。このような方針の研究が始まり、一定の成果を上げているといいます。

これはガンワクチンに限りません。多くの他の疾病のワクチンに応用することができます。現在のワクチンは卵や小動物などの動物性の自然物を利用して作ります。自然物を使うと免疫に絡んだ問題が出てきます。しかし、人工ベシクルにはそのような問題は一切ありません。

SECTION 35

# iPS細胞

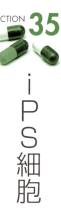

山中伸弥教授がiPS細胞作製の業績でノーベル医学・生理学賞を受賞したのは2012年のことでした。iPS細胞というのは人工的に作った幹細胞です。

## 幹細胞

1個の細胞は、細胞分裂を行って2個になり、さらに4個となって増殖していきます。はじめの細胞を母細胞、それからできた細胞を娘細胞といいます。娘細胞は母細胞と全く同じ細胞です。これが普通の細胞であり、その細胞の細胞分裂です。

ところがある種の細胞は、分裂して生成した2個の娘細胞のうち、片方は母細胞と同じですが、もう片方は違うものとなります。この場合の母細胞を幹細胞といいます。

幹細胞の中には生成した2個の娘細胞の両方ともが母細胞と異なるというものもあり

ます。

不思議なように思えるかもしれませんが、決してそのようなことはありません。卵細胞が受精してできた胚細胞がそうです。胚細胞は、ただ1個ですがこれが細胞分裂を繰り返すことによって頭、手、足ができ、眼、毛、骨や爪ができるのです。すなわち、胚細胞こそは究極の幹細胞なのです。

## iPS細胞の可能性

胚細胞を用いれば、人体の好きな部分、心臓でも眼でも毛髪でも作ることが可能です。しかし、胚はそのま

●普通の細胞と幹細胞の細胞分裂の違い

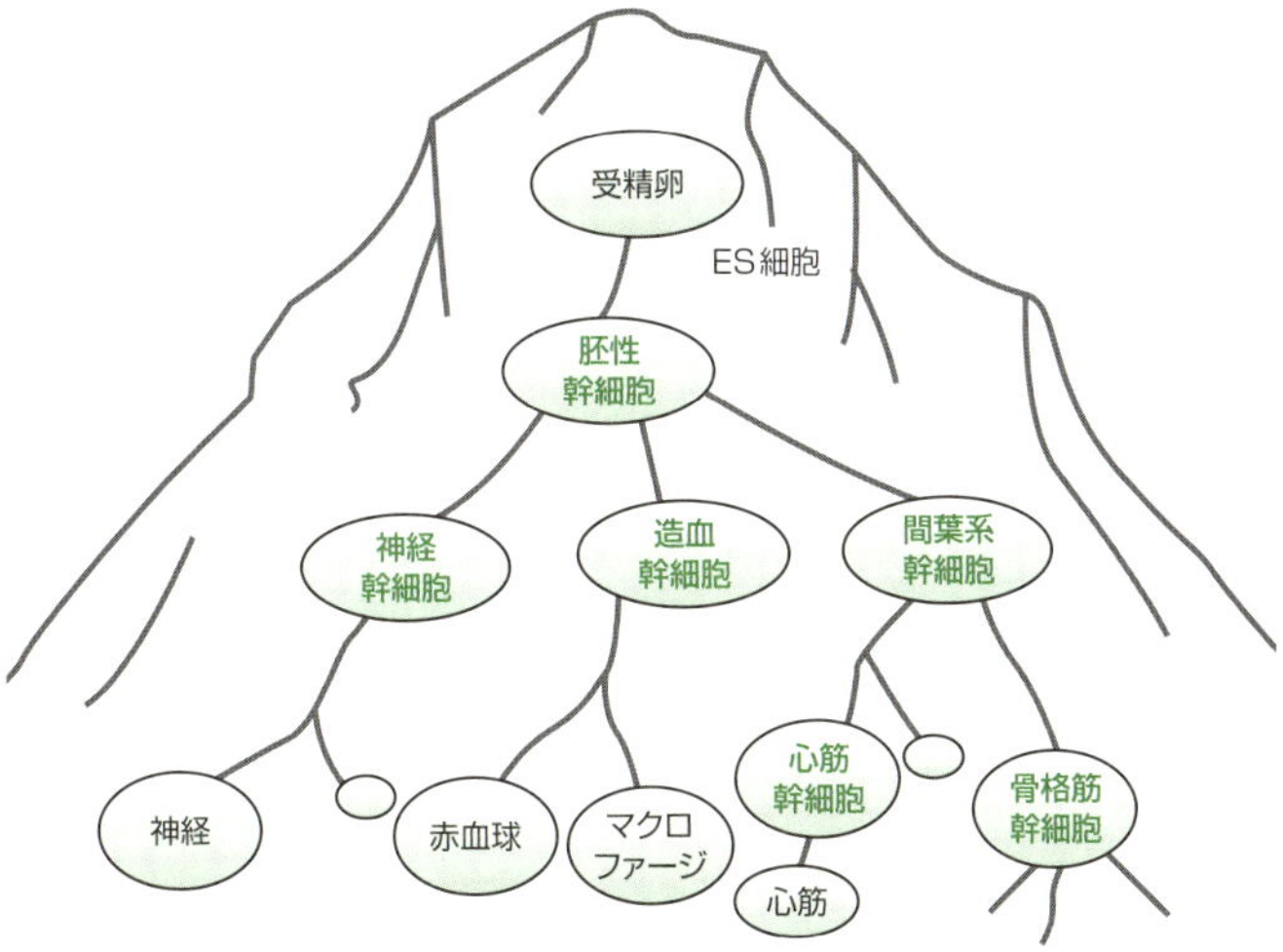

ま成長すれば1個の個人になる細胞です。これを操るのは倫理上問題があります。そこで、このような幹細胞を、普通の体細胞を用いて作ることはできないものかという方針で研究し、その結果誕生したのがiPS細胞なのです。

iPS細胞の原料は患者本人の体細胞です。したがって免疫の問題は生じません。iPS細胞を培養して患者の疾病部分の細胞塊を作り、それを疾病部分に移植すれば、疾病は根本的に治癒することが期待できます。これが将来の移植療法であり、現在各種の研究がスタートして良好な成績を収めています。

## テーラー薬剤

iPS細胞を用いた医療で注目されているものにテーラー薬剤というものがあります。テーラーとは注文スーツの仕立て人のことです。すなわち、個人の体質にピッタリ合わせた個人用の薬剤です。

風邪薬でも胃腸薬でも、薬は1種類の薬(分子)だけからできているわけではありません。何種類もの薬を混ぜ、その相乗効果で病気を治すように設計されています。すると、患者ごとに異なる体質の問題が出てきます。患者によってはAという薬はよく効くが、Bはそれほどでもなく、Cにはアレルギーが出るかもしれません。

ABCDを丁度良い具合に混ぜて、その患者にピッタリに作ったのがテーラー薬剤です。このような薬剤を作るためには、患者本人に試すのが一番で、原則的にはそれ以外の方法はありません。しかし、このような実験を繰り返すことは患者にとって大変な負担であり、場合によっては症状を悪化させて重篤な危険になるかもしれません。

そこでiPS細胞を用いるのです。iPS細胞を用いて病変部の細胞塊を作り、それを実験台にして薬を検査し、調合するのです。

SECTION 36

# 放射線療法

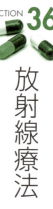

放射線は強力な運動エネルギーを持った微小粒子（原子核、電子、中性子など）と高エネルギーを持った電磁波（$\gamma$線）です。大量に浴びると命を失います。ということは、有害な細胞に集中的に放射線を照射すれば、その有害細胞を消滅させることができるかもしれません。

## 外部放射線照射

放射線照射は、照射装置によって放射線の方向を定めて、ガン細胞などの特定個所に向けて発射することによって、ガンを治癒しようというものです。

用いる放射線の種類は、陽子pや重粒子と呼ばれる炭素原子核C、ケイ素原子核Si、アルゴン原子核Arなどの他、$\beta$線（電子）、$\gamma$線（電磁波）などです。陽子や重粒子はシンクトロンやサイクロトロンと呼ばれる加速器を用いて発生させます。

放射線は、ガン細胞だけでなく正常細胞にも害を与えますが、一般に放射線によるダメージは、細胞分裂の盛んな細胞ほど大きくなります。そのため、同じ量の放射線を受けた場合、ガン細胞の方が死滅する割合が大きいのです。

その様子は下の図に示した通りです。そこで、正常細胞のダメージとガン細胞のダメージを比べて、後者の割合ができるだけ多くなる放射線量を用いて照射します。

また、照射によって受けたダメージから回復する力は正常細胞のほうが大きいです。

●放射線ダメージのシグモイドカーブ

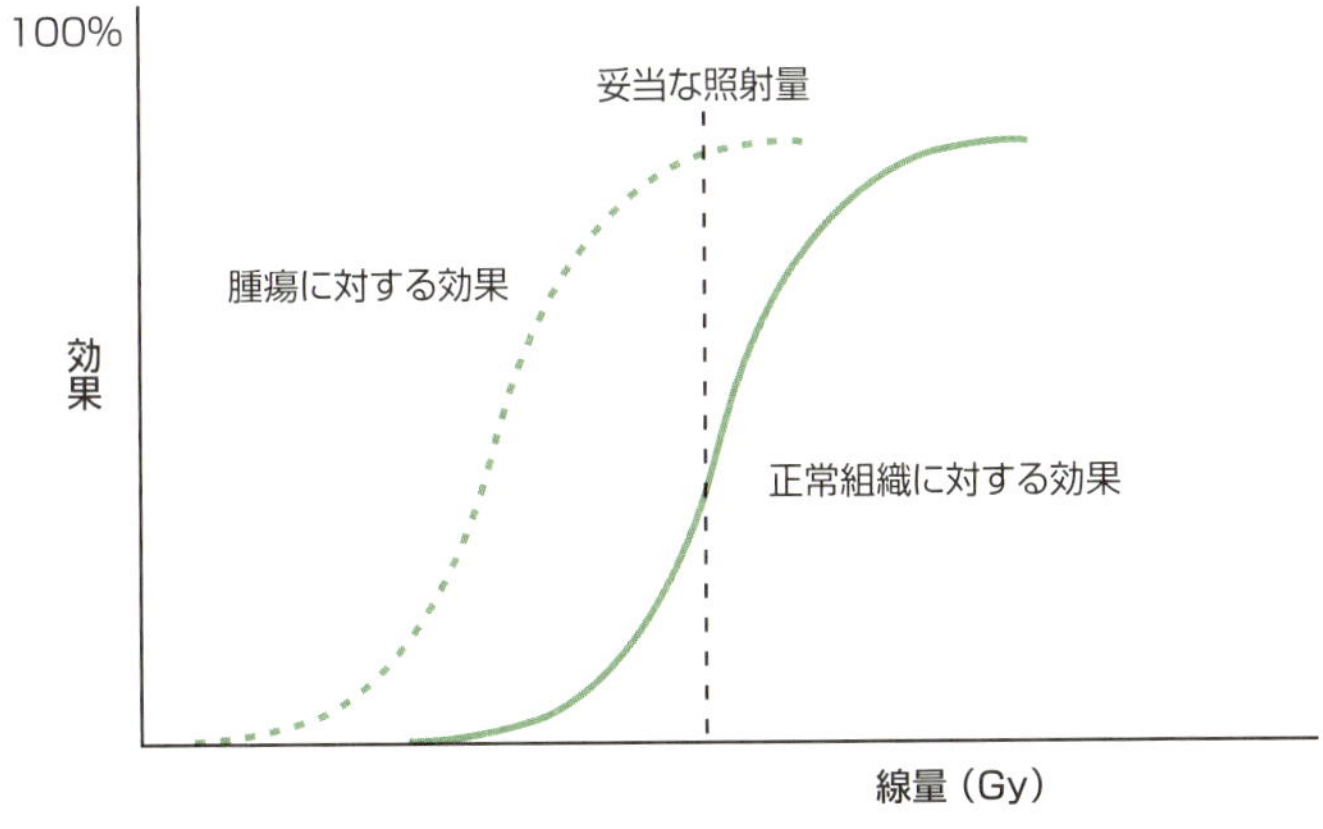

そこで照射を何回かに分けて行い、正常細胞が回復した時期を見計らって次の照射を行うのです。このような操作を数回行うことによって良好な成績を収めることができるといいます。

## 内部放射線照射

内部放射線療法は、放射線を出す物体（放射性物質）を小さい容器に密封し、患部に手術などによって埋め込むものです。そのため、小線源治療ともいわれます。

この方法では、高線量を短時間に照射する方法と、線量の低い線源を一定期間あるいは永久に入れる方法があります。用いる放射性同位体は、前者ではイリジウム192（半減期74日）があります。後者ではヨウ素125（半減期163年）などが用いられます。発生する放射線はどちらもβ線です。

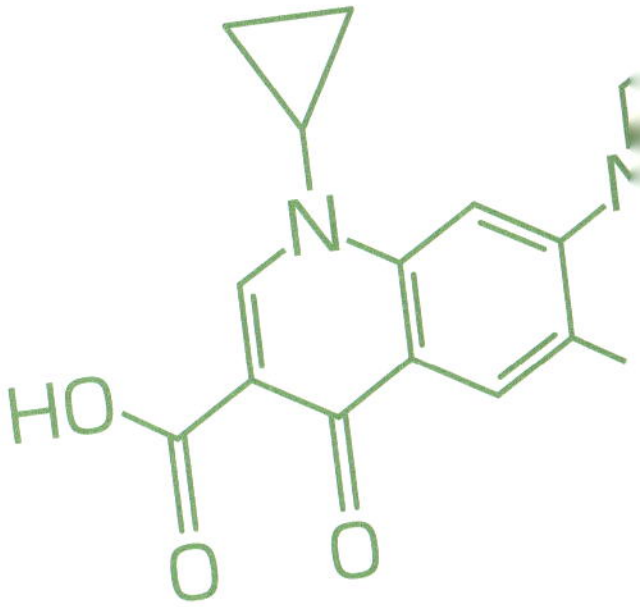


# Chapter. 8

# 毒と薬のはざま

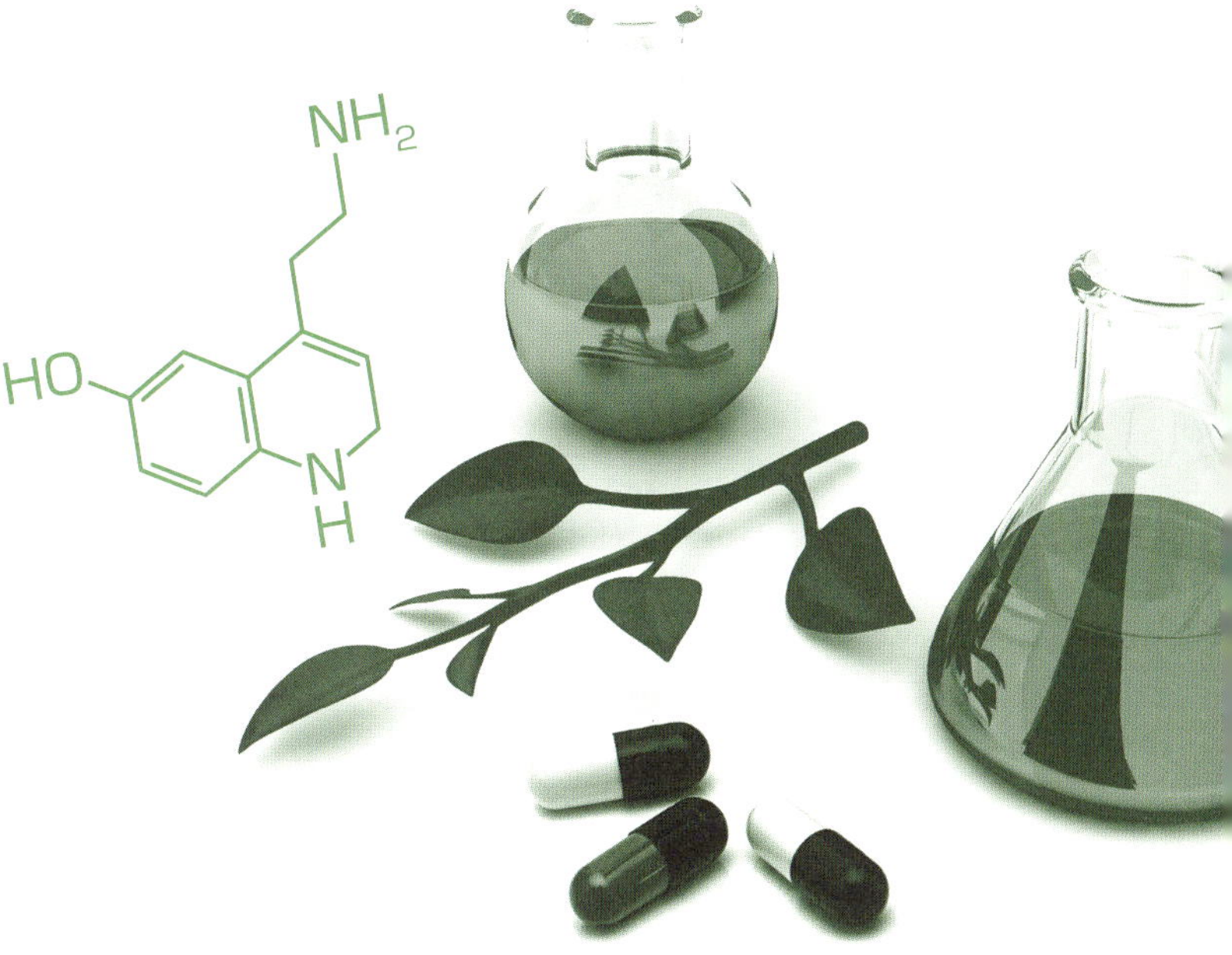

SECTION 37

# サリドマイド

医薬品の中には、素晴らしい薬だと思われていたものが、実は恐ろしい毒薬だったというものがあります。しかし、このような例は珍しいことではありません。むしろ当たり前のことです。ほとんど全ての薬は服用量を誤れば毒となります。

ところがある疾病に対する良薬が実は毒だったことがわかり、使用禁止になった後で、実は他の疾病に対する良薬だったという、評価が二転した医薬品も存在します。

サリドマイド事件は、薬剤の恐ろしさを世界中に教えた事件でありました。

## サリドマイドの薬効

サリドマイドという薬剤は、１９５７年に西独のグリュネンタール社がテンカンの薬として開発したものです。しかし、催眠作用があるため、コンテルガンの名前で催眠薬として市販しました。穏やかな効き目のコンテルガンは市場から好意的に迎えられました。

## サリドマイドの毒性と対処

ところが、コンテルガンが発売されてまもなく、医療従事者の間で変な噂が囁かれ始めました。それは最近、今までになかった障害児が誕生しているというのです。障害児を産んだ母親は、妊娠初期にコンテルガン飲んでいたのです。その障害は腕がないというものでした。

1961年、西ドイツの研究者が意を決して、学会でこの旨を警告しました。すると10日もしないうちにグリュネンタール社は、コンテルガンの回収を始めました。しかし、日本で出荷が停止されたのは半年も遅れた後でした。

サリドマイドの被害者数は、西ドイツ3059人、日本309人、イギリス201人、カナダ115人、スウェーデン107人など総数3900人に達しました。そのほか多くの死産があったようですが、その実数は明確ではありません。日本は2番目に被害者が多いですが、回収が遅れなかったら被害者数は、ここまで多くはならなかったでしょう。

## サリドマイドの原因

サリドマイドの原因は、光学異性体にありました。光学異性体というのは、2種類の分子の構造が、ちょうど右手と左手の関係になっている一組の分子のことをいいます。右手を鏡に映すと左手になりますが、右手と左手は互いに異なる手です。

次ページの図は、サリドマイドの構造ですが、AとBの2種類があり、互いに鏡像の関係にあります。鏡像異性体は、化学的性質は全く同じです。そのためAだけ、あるいはBだけを合成することはできなません。必ずA：B＝1：1のラセミ体という混合物ができます。そして、AとBを化学的に分離することもできません。

ところが、光学異性体の生理的性質は全く異なります。今回、AとBのどちらかは催眠作用を持ちますが、反対の方は、催奇形性を持っていたのでしょう。それでは、催眠作用のある方だけを服用すればよかったのでしょうか。そこが、サリドマイドが悪魔の薬といわれるゆえんなのです。サリドマイドは、特殊な光学異性体であり、たとえAだけ服用しても体内で9時間ほど経つとA：B＝1：1の混合物になってしまうのです。

## サリドマイドの新しい薬効

最近、サリドマイドにとんでもない薬効があることが明らかになりました。抗ガン剤になるのです。

サリドマイドを研究した結果、サリドマイドが原因になって起こる生理現象の一つ

●サリドマイドの構造

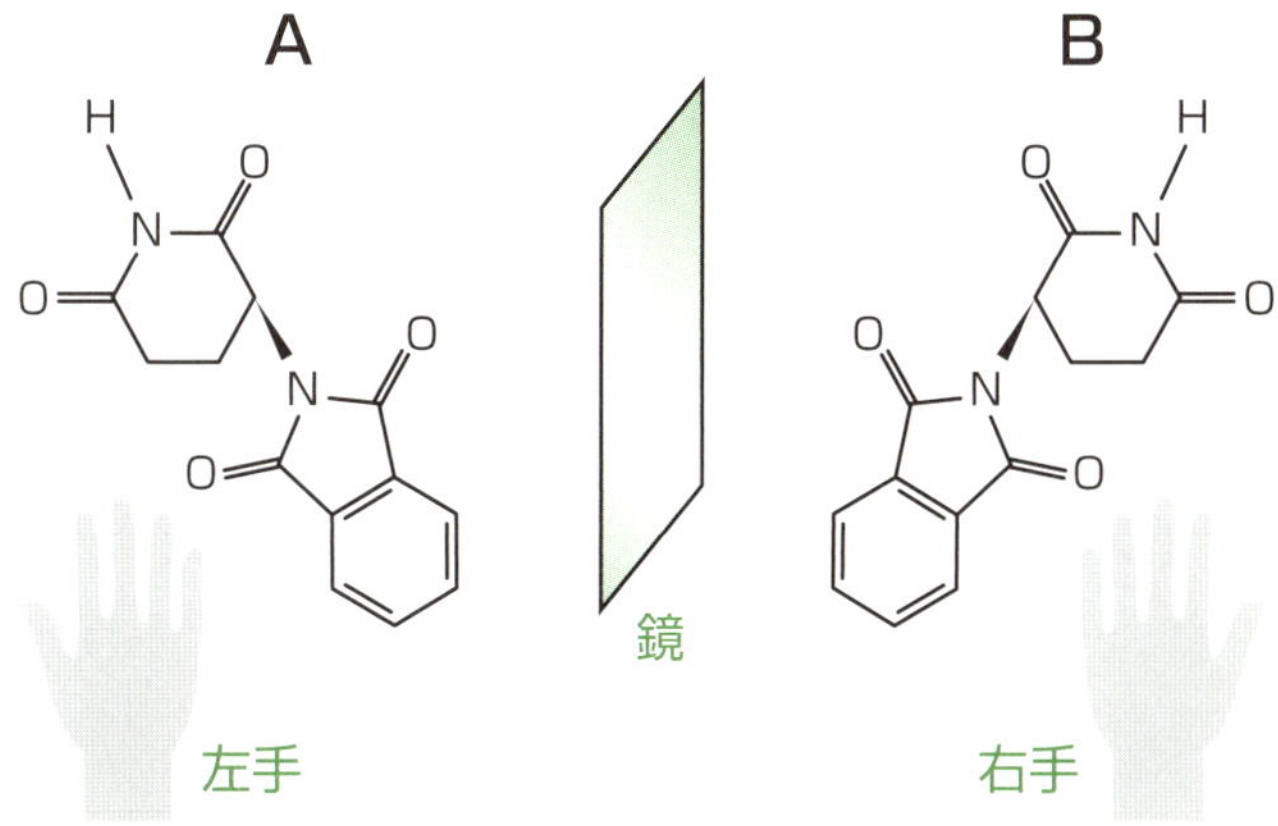

に毛細血管の発生を阻害するということがわかったのです。妊娠初期は、ちょうど胎児の腕が発生し発育する時期だったのでしょう。その時期に毛細血管の発生が阻害されたのでは、発生、発育すべき腕に栄養が行き渡らず、その結果、腕の無い赤ちゃんが誕生してしまったのです。

しかし、この効果は、発育途上のガン細胞の毛細血管発生を阻害することにもなります。このようなことから、ガンに対して処方したところ、良好な結果が得られたといいます。それだけではなく、糖尿病性の失明の原因は、網膜に無用の極細の毛細血管が多発し、そこからの出血が原因になります。試してみると、やはり、サリドマイドが治療効果を発揮しました。他にもハンセン病の痛みを抑える効果があるといいます。

このようなことから、一度、製造・販売・使用を差し控えられたサリドマイドですが、最近、再登場が起こっています。ただし、今回は市販ではなく医師の厳重な監視の下で特別に投与されるという条件付きでの話です。

SECTION 38

# スモン病

１９６０年代から70年代にかけて、それまでなかった症状の病気が多発しました。それは、激しい腹痛が起こり、2〜3週間後に下肢の痺れ、脱力、歩行困難などの症状が現れるものでした。舌に緑色毛状苔が生え、便が緑色になり、さらには視力障害が起きることもありました。

合併症としては、白内障、高血圧症などが起きるというもので、患者は、女性が多いのも特徴でした。

当初は、原因不明の風土病とされ、発症者が多かった土地の名を取って釧路病や戸田奇病といわれたりしましたが、最終的には、スモン病という新しい病名が付けられました。原因がわからずに、ウイルス原因説まで出ましたが、調査の結果、原因は薬害であることがわかったのです。

## キノホルムの薬効と毒性

スモン病の研究の結果、この病気は、整腸剤キノホルムを服用することによって起こる神経障害であることがわかったのです。患者は11000人に上るかつてない一大薬禍《やっか》となりました。

キノホルムは、殺菌性の塗り薬として1889年にスイスで開発された薬剤です。キノホルムは、戦前から国内外で生産されていました。その用途は、外用消毒とアメーバ赤痢治療（内服）に限られ、生産量も少なかったです。キノホルムは、内服しても消化管から吸収されないので安全であるとされていました。日本では1939年に軍隊での使用のために生産が拡大されました。

●キノホルム

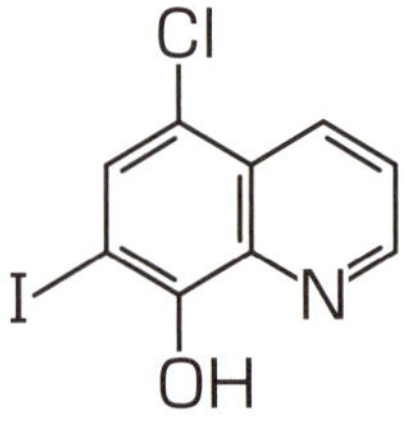

キノホルム

患者は、キノホルムを製造販売していた製薬会社と使用を認めた国の責任を追及し、訴訟となりました。訴訟は、原告の患者と被告の国、製薬会社の間に和解が成立し、被告側は非を認めました。しかし、最終的な和解が成立したのは平成8年のことでした。

## キノホルムの新しい薬効

その後の研究により、スモン病の原因は、ビタミン$B_{12}$の欠乏によるものであることがわかりました。つまり、キノホルムがビタミン$B_{12}$を壊していたのです。したがって、キノホルム投与に際してビタミン$B_{12}$を同時投与すれば薬禍は防げるのです。

その後、オーストラリアやアメリカなどでさらに研究した結果、キノホルムは重度のアルツハイマー患者に対する特効薬として効果があることが明らかとなりました。

しかし、アルツハイマーの原因は明白ではありません。キノホルムの薬禍の原因は、ビタミン$B_{12}$の欠乏を招くことです。そして、ビタミン$B_{12}$は3価のコバルトイオン$Co^{3+}$を含むことがよく知られています。これを除くことによってアルツハイマーが治るものだとしたら、アルツハイマーの原因は、3価の金属イオンではないのかという類推が生まれます。

体内にある3価の金属イオンといえば、すぐ思い出すのは、鉄$Fe^{3+}$とアルミニウム

$Al^{3+}$です。アルミニウムが透析痴呆症等、一過性の痴呆現象を起こすことは知られていますが、アルツハイマーは一過性のものではありません。人体と、毒、薬の関係は今後も研究が進んでいくことでしょう。

●ビタミン$B_{12}$

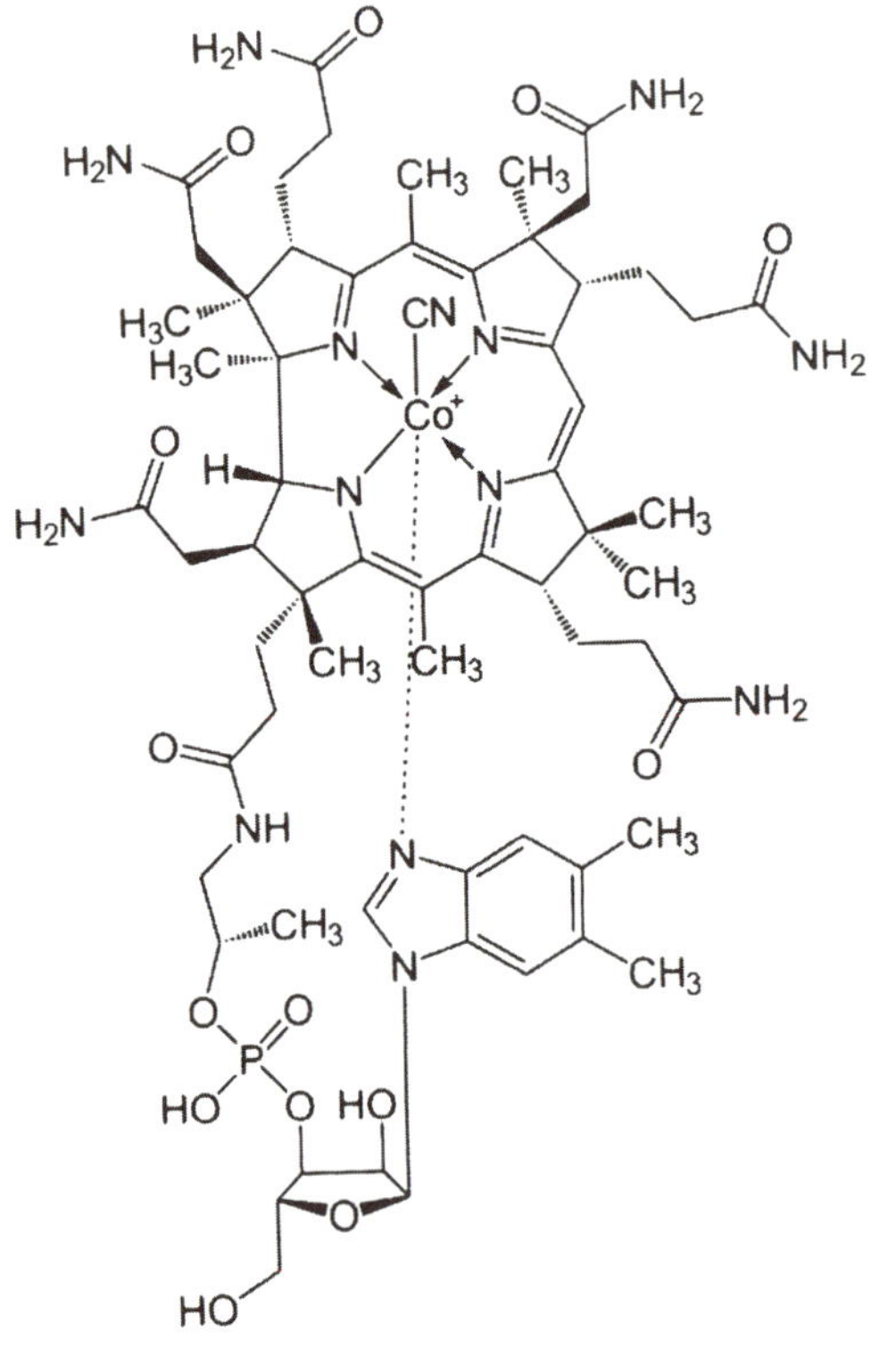

SECTION 39

# 爆薬と薬

爆薬にはいろいろのものがありますが、有名なものに「トリニトロトルエン」と「ニトログリセリン」があります。トリニトロトルエンはＴＮＴともいわれ、爆弾や砲弾の火薬として有名です。一方、ニトログリセリンはダイナマイトの原料としてよく知られています。

## ニトログリセリン

ニトログリセリンは、油脂の原料であるグリセリンを硝酸と硫酸で処理すると得られる黄色で比重1・6ほどの重い液体です。ニトログリセリンは、不安定な物質であり、容器を落とすようなちょっとした衝撃でも激しい爆発を起こします。

爆薬としてうってつけのように思われますが、実はそうでもありません。あまりに不安定で運搬も困難なのです。戦争で用いようにも、敵陣に届ける前に味方の陣地で爆発してしまいます。

　ところがこれを珪藻土に吸着させると安定になり、落としても叩いても爆発しなくなります。そして、信管を使いニトログリセリンとしての爆発力を示すことを発見したのがノーベルです。彼は、これを用いてダイナマイトを作り、巨万の富を築きました。1900年にノーベル賞を設けたのは有名な話です。

## 狭心症

　ダイナマイト製造工場で働く工員に、狭心症の持病を持つ者がいたといいます。彼は家で時々、発作を起こして苦しんでいましたが、工場で発作を起こすことはありませんでした。調べたところ、ニトログリセリンには、狭心症の発作を

●ニトログリセリン

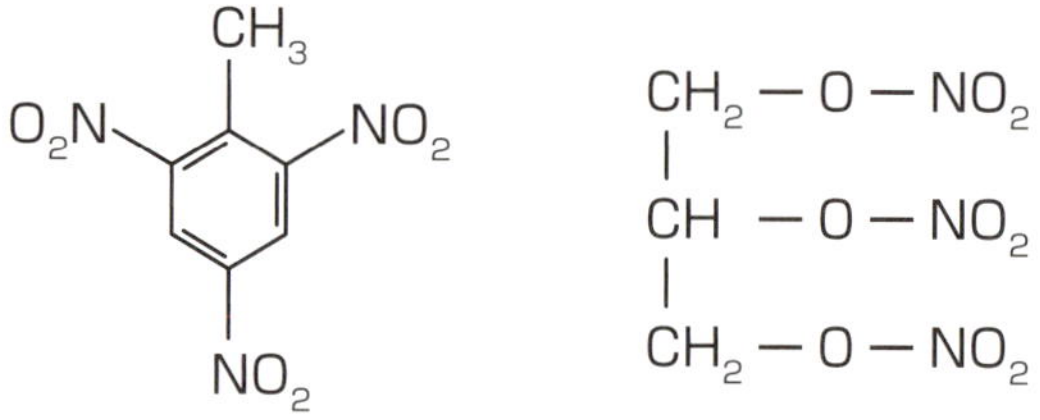

ニトログリセリン

予防する効果と、起こった発作を鎮める効果があることがわかりました。以来、ニトログリセリンは、ニトロの通称で狭心症の特効薬として知られることになったのです。

20世紀の終わり頃になって、このメカニズムが解明されました。それはニトログリセリンが体内で分解すると一酸化窒素NOとなり、これが血管を広げる働きがあったのです。一酸化窒素の働きを解明したムラド、ファーチゴット、イグナロの3人の研究者は1998年、ノーベル医学生理学賞を受賞しました。ノーベル賞制定からほぼ100年後に、ノーベル賞の元になったダイナマイトの関係でノーベル賞を受賞したということで話題になりました。

ちなみに、一酸化窒素によく似た分子構造の亜酸化窒素$N_2O$には、麻酔作用があり、麻酔薬として用いられています。これを吸収すると顔の筋肉が弛緩《しかん》して笑っているように見えるので笑気という名前もついています。

ところが最近、これがシバガスという名前で売り出され、問題になっています。これには麻薬のような作用があり、吸収すると多幸感を感じるといわれていますが、窒息死した例もあります。その上、習慣性があり、さらに止めようとすると禁断症状がでます。日本では、最近、製造・所持・使用が禁止されました。

SECTION 40

# 不老長寿薬

不老不死は、人類共通の願いであり、古来からさまざまな不老長寿の薬といわれるものが語り継がれてきました。古代ギリシアではネクタルという神々の飲み物があり、古代インドでは、アムリタという飲み物が不老不死を約束したことになっています。日本でも古事記にトキジクノカクという木の実を食べると不死になると書かれています。しかし、これらの薬（食材）は、今となっては処方が不明であり、そもそも実在したのかどうかが疑わしいです。

それに対して内容が明確になっている不老不死薬といわれるものがあります。それが中国の仙薬です。はじめにお断りしておきますが、これは不老不死の薬ではなく、むしろ命を縮める毒薬です。しかし、中国皇帝の何人かは、これを不老不死の薬と信じて飲んでいました。

## フェニックス

水銀は、銀色の液体の金属であり、比重13・6と、鉄（比重7・8）に比べても相当重く、表面張力が大きいです。手の平に一滴落とすと小さな銀色の小さな球になります。それは、ハスの葉の上の水滴のように、一時も休むことなくコロコロと動き回ります。まさしく生きているようにみえます。このようなことから中国では、水銀に命があると考えられていたのです。

この水銀を空気中で400℃ほどに加熱すると黒い固体の酸化水銀となります。この状態では、輝きもなく動きもしません。すなわち水銀は死んだのです。

ところが、これをさらに加熱して500℃ほどにすると、分解して元の水銀となります。水銀が蘇って輝きを放って動き回るのです。そのため古代中国では、水銀こそは火の中から蘇るフェニックスと信じられていたのです。

●水銀

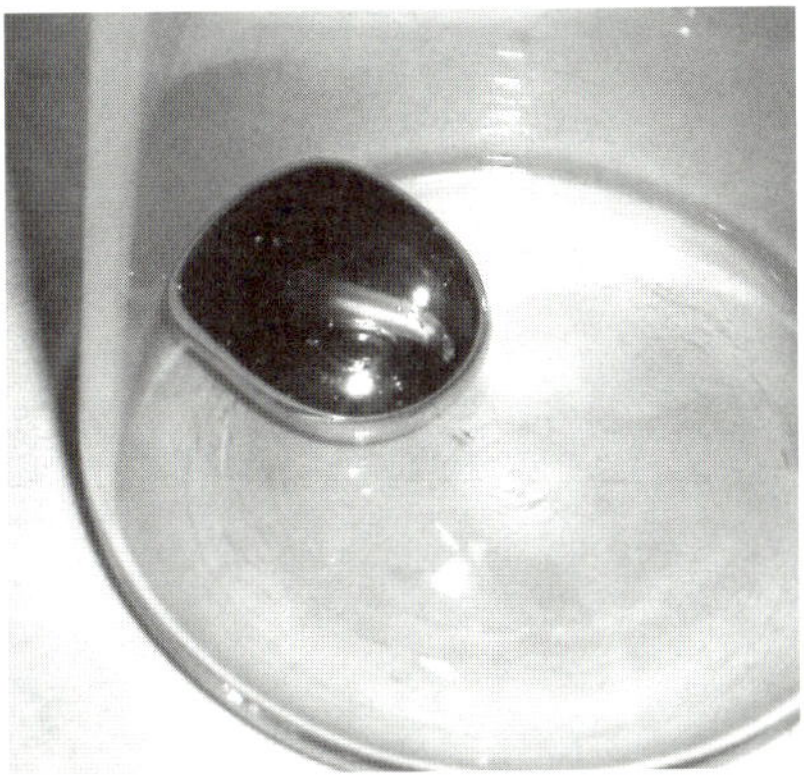

この不老不死の水銀を飲めば、不老不死になるだろうという切ないほどに単純な類推から生まれたのが中国の仙薬です。これは水銀化合物を中心に各種の金属の硝酸塩などを混ぜたもので、人間の飲み物というよりは、爆薬の処方箋に似ているといわれるものでした。

水銀は、公害や水俣病の原因になった物質であり、その毒性は、現在では知らない人がいないというものです。このようなものを飲み続けて、ただで済むはずがありません。皇帝の肌は土気色となり、声はしわがれ、神経を侵されて怒りっぽくなり、だんだん人間離れしていきました。

喜ぶのは周りにいた皇帝を操る宦官たちです。中国皇帝の日常生活は事細かに書き残されています。それを調査すると、かなりの人数の皇帝たちが、水銀中毒と思われる症状で亡くなっているといわれています。

## さ行



## 英数字・記号



## あ行



## か行

## は行



## ま行



## ら行



## た行



## な行

## ■著者紹介


齋藤《さいとう》　勝裕《かつひろ》

名古屋工業大学名誉教授、愛知学院大学客員教授。


大学に入学以来50年、化学一筋できた超まじめ人間。専門は有機化学から物理化学にわたり、研究テーマは「有機不安定中間体」、「環状付加反応」、「有機光化学」、「有機金属化合物」、「有機電気化学」、「超分子化学」、「有機超伝導体」、「有機半導体」、「有機EL」、「有機色素増感太陽電池」と、気は多い。執筆暦はここ十数年と日は浅いが、出版点数は150冊以上と月刊誌状態である。量子化学から生命化学まで、化学の全領域にわたる。更には金属や毒物の解説、呆れることには化学物質のプロレス中継?まで行っている。あまつさえ化学推理小説にまで広がるなど、犯罪的?と言って良いほど気が多い。その上、電波メディアで化学物質の解説を行うなど頼まれると断れない性格である。著書に、「SUPERサイエンス 身近に潜む危ない化学反応」「SUPERサイエンス 爆発の仕組みを化学する」「SUPERサイエンス 脳を惑わす薬物とくすり」「サイエンスミステリー 亜澄錬太郎の事件簿1　創られたデータ」「サイエンスミステリー 亜澄錬太郎の事件簿2　殺意の卒業旅行」（C&R研究所）がある。趣味は、アルコール水溶液鑑賞は一日たりとも怠りなく、ベランダ園芸で屋上をジャングルにしているほか、釣り、彩木画（木象嵌、木製モザイク）作成、ステンドグラス作成、木彫とこれまた気が多い。彩木画は作品集を出版し、文化講座で教室を開いて教えている。自宅の壁という壁、窓と言う窓は全て彩木画とステンドグラスの作品で埋まり、美術館と倉庫が一緒になったような家と言われる。現役時代には、昼休みに研究室でチェロを擦っては学生さんに迷惑をかけた。最近は、五目釣りに出かけては小魚を釣って帰り、料理をせがんで家人に迷惑を掛けている。酔ってはハムスターを引っ張り出して彼の顔を舐め回し、ハムスターに迷惑がられている。ハムクンごめんなさい。


編集担当：西方洋一 ／ カバーデザイン：秋田勘助（オフィス・エドモント）
写真：©Dreaming Andy - stock.foto

SUPERサイエンス
「毒」と「薬」の不思議な関係

2017年4月1日　　初版発行

著　者　齋藤勝裕
発行者　池田武人
発行所　株式会社　シーアンドアール研究所
新潟県新潟市北区西名目所4083-6（〒950-3122）
電話　025-259-4293　FAX　025-258-2801
印刷所　株式会社　ルナテック

ISBN978-4-86354-214-3　C0047